Зуфар Габбасов
Сергей Козлов
Эмма Соболева

Роль клеток крови в стенозировании артерий

Зуфар Габбасов
Сергей Козлов
Эмма Соболева

Роль клеток крови в стенозировании артерий

Клетки крови в патогенезе атеросклероза, стеноза артерий и рестеноза после имплантации стентов

LAP LAMBERT Academic Publishing

Impressum / Выходные данные

Bibliografische Information der Deutschen Nationalbibliothek: Die Deutsche Nationalbibliothek verzeichnet diese Publikation in der Deutschen Nationalbibliografie; detaillierte bibliografische Daten sind im Internet über http://dnb.d-nb.de abrufbar.

Alle in diesem Buch genannten Marken und Produktnamen unterliegen warenzeichen-, marken- oder patentrechtlichem Schutz bzw. sind Warenzeichen oder eingetragene Warenzeichen der jeweiligen Inhaber. Die Wiedergabe von Marken, Produktnamen, Gebrauchsnamen, Handelsnamen, Warenbezeichnungen u.s.w. in diesem Werk berechtigt auch ohne besondere Kennzeichnung nicht zu der Annahme, dass solche Namen im Sinne der Warenzeichen- und Markenschutzgesetzgebung als frei zu betrachten wären und daher von jedermann benutzt werden dürften.

Библиографическая информация, изданная Немецкой Национальной Библиотекой. Немецкая Национальная Библиотека включает данную публикацию в Немецкий Книжный Каталог; с подробными библиографическими данными можно ознакомиться в Интернете по адресу http://dnb.d-nb.de.

Любые названия марок и брендов, упомянутые в этой книге, принадлежат торговой марке, бренду или запатентованы и являются брендами соответствующих правообладателей. Использование названий брендов, названий товаров, торговых марок, описаний товаров, общих имён, и т.д. даже без точного упоминания в этой работе не является основанием того, что данные названия можно считать незарегистрированными под каким-либо брендом и не защищены законом о брендах и их можно использовать всем без ограничений.

Coverbild / Изображение на обложке предоставлено: www.ingimage.com

Verlag / Издатель:
LAP LAMBERT Academic Publishing
ist ein Imprint der / является торговой маркой
OmniScriptum GmbH & Co. KG
Heinrich-Böcking-Str. 6-8, 66121 Saarbrücken, Deutschland / Германия
Email / электронная почта: info@lap-publishing.com

Herstellung: siehe letzte Seite /
Напечатано: см. последнюю страницу
ISBN: 978-3-659-59355-0

Copyright / АВТОРСКОЕ ПРАВО © 2014 OmniScriptum GmbH & Co. KG
Alle Rechte vorbehalten. / Все права защищены. Saarbrücken 2014

Оглавление

Введение

Стенозирование артерий наиболее часто происходит в результате прогрессирования возникающего в стенках артерий атеросклеротического поражения. Н.Н.Аничков, основатель липопротеидной теории атеросклероза, определил атеросклеротическое поражение сосудов как хроническое заболевание артерий, характеризующееся первичным отложением липидов в их стенке с вторичным реактивным разрастанием соединительной ткани внутренней оболочки артерии и, как следствие этого, образованием склеротических утолщений-бляшек. Исследования, в которых Нобелевские лауреаты Дж.Гольдштейн и М.Браун установили роль рецепторов липопротеидов низкой плотности в генезе наследственных гиперхолестеринемий и ускоренного развития атеросклероза, явились важным этапом понимания взаимосвязи атерогенеза с гиперлипидемией. Многочисленные экспериментальные и клинические исследования подтверждают связь нарушений липидного обмена с развитием атеросклероза. Одновременно, появляется всё больше данных об активном участии в атерогенезе различных клеточных популяций. Многие экспериментальные и клинические исследования свидетельствуют о том, что тромбоциты, клетки иммунной системы, циркулирующие клетки-предшественники различных линий дифференцировки способны проникать в зоны атеросклеротического поражения и активно участвовать в процессах стенозирования артерий на всех стадиях развития патологических процессов, происходящих в стенках артерий. Результаты исследований последних лет позволяют заключить, что процесс стенозирования артерий тесно связан с защитной реакцией организма на воспаление, когда попытка локализации очага воспаления в стенке артерии приводит к чрезмерному фибропролиферативному клеточному ответу, вызывающему сужение внутреннего просвета сосуда. Последовательность биологических событий в стенке артерии в процессе такого избыточного "ремонта" включает проникновение в субэндотелиальное пространство клеток воспаления, накопление липидов, активацию и дегрануляцию тромбоцитов, миграцию и пролиферацию синтезирующих экстрацеллюлярный матрикс стромальных клеток. Различные популяции циркулирующих клеток крови способны проникать в зоны поражений и активно участвовать в процессах стенозирования артерий, в том числе, регулировать локальные воспалительные процессы в стенках артерий, активно влиять на развитие атеросклеротического поражения артерий, участвовать в развитии атеротромбоза при остром коронарном синдроме, участвовать в стенозировании просвета артерий после внутрисосудистых вмешательств. Настоящая монография посвящена освещению различных аспектов участия клеток гематогенного происхождения в патогенезе атеросклероза, стеноза артерий и рестеноза после имплантации стентов.

Липопротеидная теория атеросклероза

Описание патологического процесса в стенке артерии, которое дается в рамках липидной концепции, является одной из признанных теорий атеросклероза, наиболее полно отражающих совокупность полученных экспериментальных и клинических данных. Главное утверждение липопротеидной теории - "без липопротеидов нет атеросклероза". Согласно этой теории, атеросклероз - хроническое заболевание, характеризующееся образованием липидных отложений в стенке артерий с последующим изменением в клеточных и волокнистых структурах артериальной стенки, таких как образование пенистых клеток и разрастание соединительной ткани. Результатом этих процессов является формирование склеротических утолщений-бляшек. По мере изучения атерогенеза было установлено, что основная масса холестерина находится в составе липопротеидов низкой плотности (ЛПНП или бета-липопротеидов) [83]. У лиц с повышенным содержанием в крови атерогенных бета- и пре-бета- липопротеидов (по классификации Фридрексона II, III и IV типы ГЛП) развитие атеросклероза происходит более интенсивно, чем у лиц с нормальным уровнем липидов в крови [68]. Для развития атеросклероза важен не характер или причины гиперлипидемии, а сам факт её наличия [84; 103].

В 1974г. была установлена роль ЛПНП–рецепторов, которые осуществляют специфический рецепторный механизм доставки холестерина к тканям и позволяют поддерживать концентрацию липопротеидов в крови достаточно низкой, обеспечивая механизм контроля синтеза холестерина [53]. Снижение функции ЛПНП-рецепторов является причиной развития гиперлипидемии и, как следствие, возникновения атеросклероза у больных с наследственными формами гиперлипидемии [54]. Позднее последователи липопротеидной гипотезы атеросклероза пришли к мнению о том, что в результате циркуляции в крови ЛПНП могут модифицироваться [142]. Модифицированные - "окисленные" [2] или "десиалированные" [147, 148] липопротеиды являются особенно атерогенными. Модифицированные ЛПНП вызывают активацию эндотелия сосудистой стенки и, проникая в стенку артерии, активируют экспрессию "скевенджер" – рецептора макрофагальными клетками сосудистой стенки [116], что приводит к активному накоплению липидов в интиме артерии человека [112].

По мере накопления липидов происходит увеличение размеров бляшки, которая, разрастаясь, вызывает стенозирование просвета артерий. При определенных условиях фиброзная покрышка может разрываться, что вызывает активацию и агрегацию тромбоцитов, инициирует активацию каскада коагуляции крови с образованием закрывающего просвет артерии тромба.

Клеточные аспекты патогенеза атеросклероза

Клеточные механизмы возникновения атеросклероза не выяснены и вопросы участия в атерогенезе различных типов клеток обсуждаются постоянно. Согласно представлениям некоторых исследователей, атеросклероз – это протекающий в ограниченных зонах артериальной стенки хронический воспалительный процесс, который опосредуется через развитие клеточных иммунных реакций. С ранних стадий развития атероматозного поражения стенки артерии и до момента дестабилизации и разрыва атеросклеротической бляшки в стенке пораженных атеросклерозом артерий прослеживаются признаки локального неспецифического воспаления [76]. В воспалительный процесс могут вовлекаться несколько типов иммунных клеток - моноциты/макрофаги, Т- и В-лимфоциты. Ключевую роль в процессе развития атеросклеротического воспаления приписывают моноцитам и макрофагам [34].

Инициатором воспалительного процесса в стенке артерии, необходимым для развития атеросклероза, считается повреждение эндотелия. Это положение можно рассматривать в свете развития гипотезы Вирхова об атеросклерозе как о "реакции на повреждение". Р.Росс с соавторами предположили, что повреждение эндотелия, возникающее в результате воздействия экзогенных факторов, является первым этапом в развитии атеросклероза [123, 124]. Природа факторов, способствующих повреждению эндотелия, может быть самой разнообразной: от физической или метаболической до биологической [61]. В качестве таких факторов могут выступать гиперлипидемия, гормональная дисфункция, гипертензия, иммунные комплексы, вирусы, бактериальные токсины и др. В дальнейшем очаговое повреждение эндотелия вызывает адгезию тромбоцитов к стенке артерии, агрегацию и секрецию содержимого их гранул [159]. Выброс тромбоцитарного фактора роста, трансформирующего фактора роста-бета и некоторых других аналогичных факторов из тромбоцитов вызывает миграцию гладкомышечных клеток (ГМК) из медии в интиму, их пролиферацию, поглощение и отложение липидов в цитоплазме ГМК, образование пенистых клеток, а также синтез и накопление внеклеточного соединительнотканного матрикса [125].

После появления данных о моноцитарном происхождении пенистых клеток [7], а также на основании изучения морфологии сосудов у обезьян с экспериментальной гиперхолестеринемией [37, 38], Р.Росс внес некоторые коррективы в свою первоначальную гипотезу. Согласно новой концепции, в результате повышенного содержания в крови липопротеидов, моноциты становятся способными адгезировать к поверхности эндотелия. Прикрепляясь к эндотелиоцитам, моноциты проникают в интиму артерии, и, накапливая липиды, превращаются в пенистые клетки (макрофаги с высоким содержанием холестерина). В результате перегрузки субэндотелия пенистыми клетками, а также воздействия на клетки эндотелия высвобождаемых активированными лейкоцитами различных факторов (факторов роста и цитокинов), клетки эндотелия сокращаются, происходит контакт субэндотелиального слоя с кровью и последующая адгезия тромбоцитов. Основную роль в развитии дисфункции эндотелия и атеросклеротических повреждений Р.Росс отводит модифицированным ЛПНП. К атеросклеротическому процессу причастны разнообразные ростовые факторы и активные молекулы, которые могут секретироваться не только тромбоцитами, но и эндотелиальными и макрофагальными клетками в интиме. Моноциты и образующиеся из них в результате захвата модифицированных ЛПНП пенистые клетки выделяют факторы роста и хемоаттрактанты, которые могут вызывать миграцию гладкомышечных клеток в интиму [105, 126].

Рассматривая эти разнообразные клеточные ответы организма как единую реакцию, можно предположить, что этиология и патогенез атеросклероза тесно связаны с защитным ответом организма на воспаление, а именно с избыточным "ремонтом" стенки артерии в виде чрезмерного фибропролиферативного клеточного ответа. Главная роль в таком избыточном фибропролиферативном ответе, по мнению Р.Росса, принадлежит проникающим из медии в интиму и там пролиферирующим гладкомышечным клеткам и/или макрофагам [127]. Миграцию гладкомышечных клеток из медии в интиму, дальнейшую пролиферацию (потенциальный источник соединительнотканного матрикса) и трансформацию макрофагов в пенистые клетки в районах атеросклеротического повреждения многие исследователи рассматривают как один из главных этапов атерогенеза [64, 125, 141].

Новое объяснение увеличению клеточной массы в зонах атероматозных поражений привнесла моноклональная теория патогенеза атеросклероза, предложенная Benditt E и Benditt J [12, 13]. Эта клеточная гипотеза предполагает ведущую роль в атерогенезе полипотентных стволовых клеток. В дальнейшем эта концепция была развита Соболевой Э.Л., в чьих работах было предположено костномозговое происхождение участвующих в атерогенезе стволовых клеток [23, 137].

Развитие воспалительной реакции в стенке артерии

Мы отмечали, что патогенез атеросклероза тесно связан с защитным ответом организма на протекающий в ограниченных зонах артериальной стенки воспалительный процесс. Показано, что в участках атеросклеротических поражений интимы сосудов часто присутствуют активированные Т-лимфоциты и значительно возрастает экспрессия провоспалительных цитокинов [51, 59]. Уже на ранних фазах возникновения поражения интимы цитокины могут запускать экспрессию моноцитарных белков-хемоаттрактантов и гемопоэтических ростовых факторов, участвующих в адгезии, инфильтрации и пролиферации моноцитов в районах развития атероматозного повреждения в стенке артерии [60]. В зонах атеросклероза выявляется маркер клеточной пролиферации - антиген ядра пролиферирующей клетки. Посредниками пролиферации являются колониестимулирующие факторы (ГМ-КСФ и М-КСФ), которые в районах прогрессирования атеросклероза экспрессируются преимущественно макрофагами, в меньшей степени - гладкомышечными клетками и эндотелиальными клетками [157]. ГМ-КСФ может участвовать в метаболизме коллагена в атерогенезе и, модулируя синтез коллагена, влиять на развитие бляшки и управлять такими процессами, как подвижность клеток и стабильность бляшки [120].

В ряде исследований показано, что цитокины в артериальной стенке могут играть роль мессенджеров в процессе эволюции сосудистого повреждения, провоцировать локальные изменения функции клеток сосудистой стенки и проникающих в интиму лейкоцитов [85]. Экспрессия цитокинов на доклинической стадии атеросклероза может влиять на пролиферацию клеток в интиме артерий и накопление избытка экстрацеллюлярного матрикса, а также инициировать превращение клинически молчащих стабильных

7

атеросклеротических бляшек в нестабильные с развитием атеротромбоза и, как следствие, инициировать развитие острых клинических событий [26, 41].

Стимулированные клетки эндотелия и гладкомышечные клетки, в свою очередь, так же продуцируют разнообразные цитокины и ростовые факторы [26, 127]. В зонах с высокой предрасположенностью к атеросклерозу обнаруживается повышенная пролиферативная активность эндотелиальных клеток [162]. Вследствие изменения барьерной функции эндотелия усиливается экспрессия различных классов молекул клеточной адгезии [110], а также аккумуляция проникающего из циркуляции в интиму аорты аполипопротеина В [39]. В сосудах артериального русла человека выявляется морфологическая гетерогенность эндотелия, которая находится в прямой корреляции с возрастом [130]. В зонах ранних атеросклеротических поражений часто выявляются кластеры гигантских многоядерных эндотелиальных клеток [151].

В качестве антигенов, провоцирующих иммунную реакцию, возможно участие нескольких кандидатов, среди которых могут быть вирусы, модифицированные ЛПНП либо собственные белки организма, модифицированные в результате инфекции [118, 161].

Атеросклероз и тромбоциты

Взаимодействие тромбоцитов с активированными клетками эндотелия, адгезивными белковыми структурами субэндотелиального матрикса или тромбогенными компонентами нестабильной атеросклеротической бляшки является пусковым моментом, который инициирует первичную адгезию, активацию и накопление тромбоцитов в местах повреждения стенки артерии. Причины повреждений могут быть различны, в том числе происходящий в стенке артерии локальный воспалительный процесс, разрыв нестабильной атеросклеротической бляшки или механическое повреждение стенки артерии в результате внутрисосудистого вмешательства. В нормальных условиях интактный, неактивированный эндотелий предотвращает адгезию тромбоцитов к субэндотелиальному матриксу, однако, оголение эндотелиального слоя не является абсолютно необходимым условием для прикрепления тромбоцитов к стенке сосуда. В исследованиях in vitro было показано, что тромбоциты способны адгезировать к интактному, но активированному монослою эндотелиальных клеток человека. Активирующие клетки эндотелия стимулы могут исходить как из клеток воспаления, которые накапливаются в интиме атероматозных артерий, так и из клеток медии, состоящей из относительно большого количества гладкомышечных клеток и миофибробластов. В модельных экспериментальных системах показано то, что гладкомышечные клетки могут активировать клетки эндотелия и, таким образом, стимулировать адгезию тромбоцитов к поверхности эндотелиоцитов, синтезируя и секретируя в межклеточное пространство такие факторы, как фактор некроза опухоли-альфа (TNF-alpha) и трансформирующий фактор роста-бета1 (TGF-beta1) [153].

Последующие клеточные процессы в стенке артерии зависят не только от адгезивных свойств тромбоцитов, но и от способности тромбоцитов быстро реагировать на различные активирующие стимулы, которые могут появляться в месте повреждения [128]. Эти свойства тромбоцитов определяются, в первую очередь, экспрессией на поверхностной мембране тромбоцитов различных трансмембранных белков и рецепторов, которые ответственны за первичную адгезию и активацию тромбоцитов в условиях потока. Адгезия тромбоцитов к стенке артерии (активированным клеткам эндотелия или экспрессируемому в зоне повреждения субэндотелиальному внеклеточному матриксу) является довольно сложным и многоступенчатым процессом. В англоязычной литературе появились специальные термины, которые описывают различные стадии этого процесса: "Platelet adhesion to the vessel wall is a multistep process that involves **tethering**, followed by **rolling** and subsequent platelet activation and **firm adhesion**". Однозначного перевода этих терминов нет. "Tethering and rolling" можно описать словами "первоначальная привязка и скольжение", а "firm adhesion" – "плотный захват" или "прикрепление".

Какие трансмембранные белки и рецепторы ответственны за первичную адгезию, прикрепление и активацию тромбоцитов в условиях потока? Исследования показывают, что взаимодействие присутствующего на поверхности субэндотелия фактора Виллебранда с рецепторным гликопротеиновым комплексом Ib-IX-V на поверхности тромбоцитов определяет замедление тока тромбоцитов вдоль зоны повреждения, приводя к "скольжению" и замедлению тока тромбоцитов вдоль места повреждения [132]. Дальнейшее взаимодействие белков адгезии, находящихся на поврежденной поверхности стенки артерии, с гликопротеиновым комплексом IIb-IIIa (интегрином αIIbβ3) на поверхности тромбоцитов приводит к захвату и плотному прикреплению тромбоцитов к поверхности стенки артерии. Massberg и соавт. показали, что ингибирование тромбоцитарного гликопротеина Ib значительно подавляет оба этих процесса. В то же время ингибирование интегрина αIIbβ3 незначительно влияет на "скольжение" тромбоцитов вдоль места повреждения, однако, практически полностью препятствует прикреплению тромбоцитов к сосудистой стенке [91]. Активация прикрепленных к поверхности субэндотелиального матрикса тромбоцитов определяется ещё одним специфичным трансмембранным гликопротеином тромбоцитов - гликопротеином VI (GPVI). Взаимодействие этого рецептора с фибриллами коллагена приводит к формированию площадок для пополнения места повреждения тромбоцитами, активации реакции высвобождения тромбоцитов и создает условия для привлечения в зону атеросклеротического повреждения клеток воспаления [92]. Активированные тромбоциты экспрессируют на своей поверхности белки клеточной адгезии, в первую очередь p-селектин, что позволяет тромбоцитам связываться с поверхностью лейкоцитов. Р-селектин тромбоцитов взаимодействуют с мембранным рецептором на поверхности лейкоцитов – гликопротеиновым лигандом p-селектина 1 (PSGL-1). Такое межклеточное взаимодействие позволяет замедлить скорость потока лейкоцитов вдоль тромбоцитарных площадок на поверхности пораженных атероматозом стенок артерий, давая возможность ядросодержащим клеткам крепко адгезировать и впоследствии трансмигрировать в стенку сосуда [15].

Важным наблюдением является тот факт, что адгезия тромбоцитов к поверхности активированных эндотелиоцитов совпадает по времени с экспрессией в стенке артерии провоспалительных генов, но предшествует инвазии лейкоцитов в участки атеросклеротичсекого поражения. Длительная блокада адгезии тромбоцитов у ApoE дефицитных мышей снижает накопление лейкоцитов в интиме артерий и уменьшает скорость формирования атеросклеротического повреждения в коронарных артериях [91]. Т.е. накапливаясь в зоне повреждения, тромбоциты оказываются способными не только инициировать, но и ускорять развитие воспалительных процессов в стенке артерии, таким образом, активно воздействовать на атеросклеротический процесс в стенке артерии [88, 95].

Высвобождение и/или продукция находящимися в зоне атероматозного повреждения активированными тромбоцитами и лейкоцитами растворимых агонистов, таких как АДФ, тромбоксан А2, тромбоцит-активирующий фактор, адреналин, серотонин и многие другие, усиливает активацию всех клеточных популяций, способствуя активации межклеточных взаимодействий, происходящих уже не только в зоне атеросклеротического повреждения, но и в циркулирующей крови. Одним из проявлений усиления таких межклеточных взаимодействий при атеросклерозе является образование и появление в кровотоке тромбоцитарно-лейкоцитарных агрегатов [131]. Появление в системном кровотоке тромбоцитарно-лейкоцитарных агрегатов отражает развитие локального воспаления и, возможно, способствует стимуляции первоначальной привязки и захвата лейкоцитов стенкой артерии в зоне повреждения. Высокий уровень в крови остеонектин-положительных лимфоцитоподобных клеток, несущих на своей поверхности тромбоцитарный антиген CD41, может являться независимым показателем наличия у пациента стенозирующего атеросклероза [46]. Появление в периферической крови у пациентов с ишемической болезнью сердца большого количества лейкоцитарно-тромбоцитарных комплексов может также являться и одним из путей индуцирования воспалительных процессов в стенке сосуда, который может приводить к усилению развития атеросклеротического повреждения и атеротромбозу [109]. Кроме того, было показано, что при остром коронарном синдроме тромбоцитарно-лейкоцитарные агрегаты появляются в кровотоке значительно раньше, чем изменяются показатели агрегации/секреции тромбоцитов или появляются в крови маркеры некроза миокарда, такие, как СК-МВ или тропонин [45].

Еще одна сторона активного участия тромбоцитов в воспалительных реакциях заключается в способности тромбоцитов регулировать хоуминг в места атероматозного повреждения стенок артерий циркулирующих в кровотоке клеток-предшественников различных линий диффенцировки. Первоначально считалось, что эндотелиальные и гладкомышечные клетки вновь формируемой стенки сосуда (в том числе, неоинтимы) образуются исключительно из близлежащих к месту повреждения клеток стенки сосуда, которые мигрируют в места повреждения и там пролиферируют. Однако более поздние работы доказали участие клеток-предшественников костномозгового происхождения в ремоделировании и восстановлении поврежденных участков стенки сосуда [69]. Важным этапом реакции организма на любое повреждение является направленная миграция стволовых клеток-предшественников из костного мозга в поврежденные ткани. Способность стволовых клеток к направленной миграции в "родной" орган или в область повреждения обусловлена специфическими биохимическими сигналами, исходящими из "нужной" области [82]. Одним из наиболее изученных сигналов для направленного хоуминга стволовых клеток является белок SDF-1 (stromal-derived factor-1), который продуцируется стромальными клетками костного мозга и "удерживает" стволовые клетки в своей стволовой нише. Оказалось, что активированные тромбоциты при взаимодействии с поврежденной тканью стенки артерии или с формирующимся в зоне повреждения сосуда гемостатическим тромбом экспрессируют на своей поверхности и секретируют в кровоток белок SDF-1. В результате этого, в местах повреждения стенок артерий создаётся градиент этого хемокина, необходимый для привлечения и удержания в зоне повреждения клеток-предшественников костномозгового происхождения [93].

Атеросклероз и стволовые клетки-предшественники

Исследования, начатые в 1986 году Э.Л.Соболевой, позволили обнаружить в интиме атероматозной аорты человека не только терминальные клетки (Т-лимфоциты, моноциты/макрофаги, тучные клетки), но и стволовые колониеобразующие клетки [23, 137]. Это так называемые колониеобразующие единицы (КОЕ) гемопоэтической (КОЕ-ГМ, КОЕ-М, КОЕ-БТ) и стромальной (КОЕ-фибробластов) линий дифференцировки. Стволовые КОЕ гемопоэтической линии дифференцировки способны в условиях *in-vitro* при культивировании в полужидких и жидких клональных тест-системах формировать клеточные колонии-клоны моноцитов/макрофагов, базофилов, тучных клеток, а КОЕ-ф стромальной линии дифференцировки - колонии остеобластов, миофибробластов, адипоцитов (Рисунок 1).

Стромальные КОЕ-ф, способные при культивировании образовывать колонии и дифференцироваться в истинные фибробласты, впервые были обнаружены в костном мозге А.Я.Фриденштейном и его сотрудниками еще в 70-е годы прошлого столетия [43]. Такие клетки не только дифференцируются в истинные фибробласты, но и сохраняют полипотентность, т.е. могут давать начало хрящевым, костным и жировым клеткам. В настоящее время показано, что стромальные стволовые клетки участвуют в восстановлении большинства поврежденных тканей. При атеросклерозе поврежденная стенка сосуда не является исключением для «клеточной терапии» с участием стромальных стволовых клеток-предшественников костномозгового происхождения.

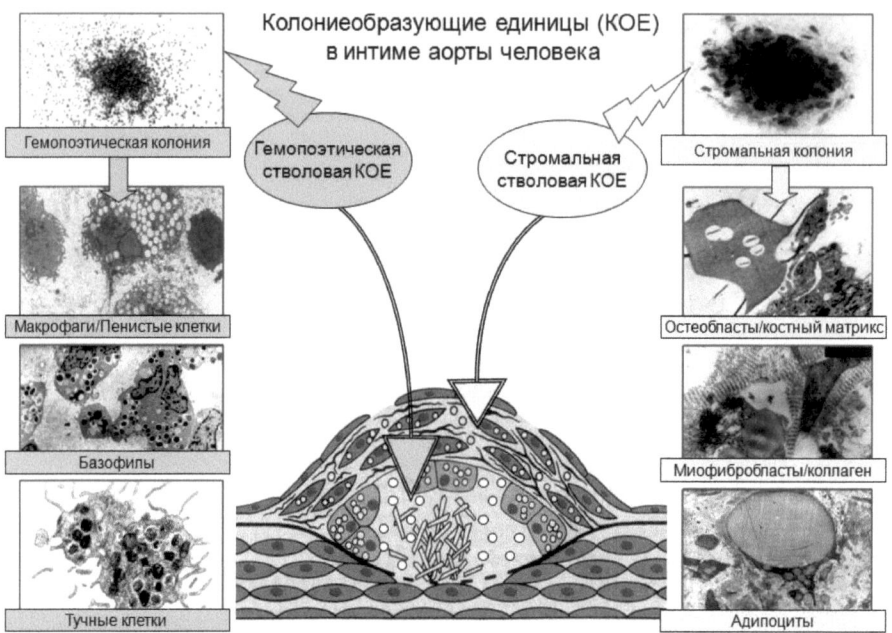

Рисунок 1. Стволовые колониеобразующие единицы (КОЕ) в интиме аорты человека. С помощью классических колониеобразующих тестов среди клеток атероматозной аорты человека были обнаружены костномозговые стволовые колониеобразующие клетки. При культивировании в жидких и полужидких питательных средах гемопоэтические КОЕ формировали клеточные колонии-клоны моноцитов/макрофагов, базофилов, тучных клеток, а стромальные КОЕ-Ф - колонии остеобластов, миофибробластов, адипоцитов

Обнаружение стромальных колониеобразующих клеток в интиме атероматозной аорты человека можно рассматривать как реакцию костного мозга на очаги воспаления и/или липоидоза в сосудистой стенке, а фиброз интимы и последующий стеноз сосуда могут являться следствием изоляции очагов воспаления стромальными стволовыми клетками костного мозга. Эти выводы подтверждаются исследованиями тканей умерших женщин, перенесших при жизни пересадку костного мозга мужчин. У этих женщин в интиме атероматозных аорт содержались производные мужских стромальных клеток, в то время как в стенках сосудов артериального русла, не подверженных изменениям атеросклеротического характера, подобные производные клеток отсутствовали [22].

Кроме способности создавать колонии-клоны, важной и неотъемлемой характеристикой стволовых клеток, которые могут участвовать в «клеточной терапии» пораженной атероматозом стенки сосуда, является их полипотентность. Даже одна костномозговая стволовая клетка мужской особи, введенная внутривенно смертельно облученной взрослой мыши, может давать производные донорской клетки, которые обнаруживаются в печени, почках и коже [78]. Множественность потенций стромальных стволовых клеток была подтверждена во многих экспериментальных работах. Из этих клеток были выращены скелетные мышцы, гапатоциты, эндотелиальные клетки, нервные клетки, эпителий кожи и внутренних органов. Проникновение таких универсальных клеток в интиму и последующая реализация присущей им полипотентности может являться одной из причин формирования бляшек разного типа и/или строения (фиброзных, кальцифицированных, смешанных, стабильных, нестабильных или осложненных). Локальное микроокружение может определять дифференцировку стволовых колониеобразующих клеток в различных направлениях и быть причиной либо развития фиброза в интиме сосудистой стенки, либо хондрогенеза или остеогенеза с последующей кальцификацией формирующейся бляшки.

Мобилизация стромальных стволовых клеток из костного мозга в кровоток и их последующая миграция в область повреждения должна сопровождаться увеличением количества стромальных стволовых клеток в периферическом кровотоке. Однако такие клетки в периферической крови долгое время обнаружить не удавалось. Долгое время считалось, что стромальные стволовые клетки не способны циркулировать в крови, а так называемые «региональные» или ткань специфичные стволовые клетки полностью обеспечивают потребности отдельных тканей в материале для их восстановления. Действительно, у здоровых взрослых людей появление в кровотоке стромальных стволовых клеток явление чрезвычайно редкое. По данным С.А.Кузнецова, клоногенные стромальные клетки обнаруживаются в периферической крови только у трёх из 66-ти здоровых добровольцев [79].

Впервые обнаружить клоногенные стромальные клетки в периферической крови позволило культивирование мононуклеарной фракции клеток, выделенных из крови пациентов с первичной гиперлипидемией и коронарным атеросклерозом. Клональные тест системы выявили в крови всех обследованных пациентов наличие клоногенных клеток, которые in vitro формировали стромальные фибробластоподобные колонии. Клетки в этих колониях были способны синтезировать коллагеновый фибриллярный и/или остеоидный внеклеточный матрикс, а на своей поверхности экспрессировали остеонектин - неколагеновый белок костной ткани. Ультраструктурный анализ сформированных образцов остеоидного матрикса выявил наличие в таких образцах остеобластов и «замурованных» в костном матриксе остеоцитов [138]. Участие циркулирующих стволовых клеток костномозгового происхождения в патологическом ремоделировании сосудистой стенки было экспериментально показано на моделях пост-ангиопластичекого рестеноза и опосредованного гиперлипидемией атеросклероза у мышей, а также в образовании и созревании неоинтимы после ангиопластики в эксперименте [87, 129]. На сегодняшний день факт циркулирования стромальных стволовых клеток-предшественников в кровотоке и, благодаря этому, их способность попадать через кровоток в различные ткани и органы не вызывает сомнения [62].

Участие клеток крови в возникновении кальциноза артерий

Атеросклеротическое поражение стенок артерий часто сопровождается их кальцинозом. Кальциноз обнаруживают у 90% пациентов с атеросклерозом коронарных артерий. Показано, что выраженность кальциноза артерий является сильным независимым предиктором фатальных и нефатальных сердечнососудистых событий у пациентов с ИБС [20]. Однако патогенетические механизмы кальцификации артерий остаются не выясненными. Некоторые исследователи считают кальциноз атеросклеротических бляшек заключительной стадией ее формирования, другие - неотъемлемым компонентом уже начальных стадий атеросклероза, который коррелирует с накоплением липидов, разрушением пенистых клеток, отложением фибрина и дистрофическими изменениями эластических волокон.

Кальцификат атеросклеротических бляшек состоит из тех же компонентов, что и нормальная костная ткань, - солей кальция и фосфата, связанных с гидроксиапатитом. Одним из экспонатов Хантеровского музея Королевского колледжа Хирургов (Англия) является препарат поражённой атероматозом сонной артерии, который был идентефицирован J.Hunter как «оссификат» (окостенение) около 200 лет назад. На рисунке 2 приведена фотография схожего препарата, полученного в результате эндартерэктомии окостеневшей атеросклеротической бляшки в передней нисходящей коронарной артерии.

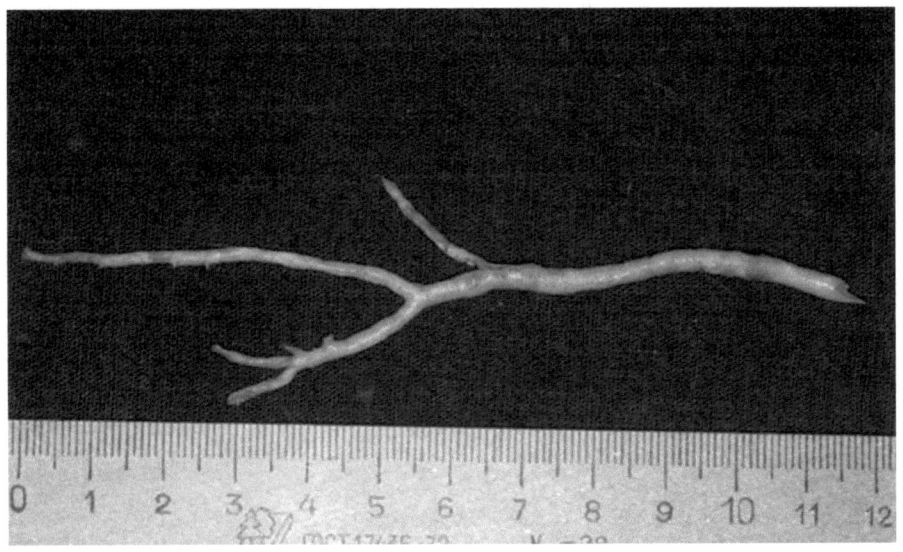

Рисунок 2. Кальцифицированная атеросклеротическая бляшка в коронарной артерии. Эндартерэктомия в передней нисходящей коронарной артерии

Накопленный материал свидетельствует о том, что кальцификация бляшки - это не пассивное отложение в стенке артерий растворенных в крови солей кальция, а организованный и регулируемый клеточный процесс, сходный с формированием костной ткани. Еще в 1863 году Вирхов описывал кальцификацию артерий как "оссификацию, а не просто кальцификацию" [155]. Bunting в 1906 году заключил, что важнейший механизм атеросклероза – превращение клеток соединительной ткани в остеобласты и формирование ими зрелой кости [21]. Мнение о том, что кальцификация артерий схожа с обызвестлением кости и является важным аспектом атеросклероза, было впоследствии подтверждено многими исследователями [31, 89]. Таким образом, для выяснения причин кальцификации сосудистой стенки, важно понимание механизмов остеогенеза. В связи с этим привлекают внимание имеющиеся данные о наличии возможной связи между развитием атеросклероза и нарушениями костного метаболизма. Появляется все больше сообщений об одновременном выявлении атеросклероза и заболеваний, обусловленных дефектами кальциевого гомеостаза. В частности речь идет об остеопорозе, который характеризуется уменьшением минеральной плотности костей и, соответственно, костной массы и относится к "кальций-дефицитным" патологиям. По данным Всемирной организации здравоохранения, среди причин инвалидизации и смертности пожилых людей, остеопороз занимает четвертое место после болезней сердечно-сосудистой системы, онкологической патологии и сахарного диабета. Ряд исследователей отмечают наличие связи между клиническими проявлениями остеопороза и развитием атеросклеротического поражения артерий [58]. По данным многолетних наблюдений, связь между снижением плотности костей и кальцификацией артерий становится более выраженной с возрастом, особенно ярко проявляясь у женщин в постменструальном периоде [75].

Данные о том, что продукты окисления липопротеинов низкой плотности способствуют возникновению остеопороза, позволили выдвинуть "липидную гипотезу остеопороза" [119]. Наиболее распространенными среди скелетных нарушений у больных с семейной гиперлипидемией являются артриты различной этиологии, основными проявлениями которых являются деструкция суставного хряща и местная деминерализация - эрозирование подлежащей костной ткани с последующей деформацией суставов.

Костный метаболизм осуществляется на протяжении всей жизни организма и в норме существует баланс между процессами костеобразования и резорбции. Клетками, участвующими в кальциевом обмене и осуществляющими остеогенез, являются формирующие кость остеобласты, а также остеокласты, осуществляющие ее резорбцию. Увеличение костной массы и кальцификация сосудистой стенки за счет оссификации предполагает усиление остеогенеза и увеличение потребности в кальции, которая может удовлетворяться за счет усиления резорбции костного матрикса в скелетных тканях. При сдвиге равновесия в ту или иную сторону может происходить развитие патологии.

Остеобласты и остеокласты в атерогенезе.

Основными клеточными участниками формирования и резорбции костной ткани, а также оссификации и кальцификации стенок артерий являются остеобласты и остеокласты [31]. Остеобласты – клетки мезенхимы, главная функция которых состоит в образовании органического межклеточного матрикса кости и его минерализации. Остеокласты – крупные, часто гигантские, многоядерные клетки, образующиеся путем слияния нескольких одноядерных предшественников семейства моноцитов, являются основными поставщиками кальция в кровь при разрушении (резорбции) костной ткани. Разнонаправленное действие остеобластов и остеокластов при формировании костной ткани предполагает наличие поддерживающего костный метаболизм баланса между этими двумя типами клеток. Как указывалось выше, кальцификация бляшки - это не пассивная преципитация или адсорбция в стенке артерий растворенных в крови солей кальция, а организованный и регулируемый клеточный процесс. Показателем того, что кальцификация атеросклеротической бляшки процесс регулируемый, является участие в кальцификации стенок пораженных атероматозом артерий белков и клеток, связанных с костным метаболизмом.

В атеросклеротической бляшке наблюдается повышенная экспрессия костноформирующих факторов, таких как костный морфогенетический белок (bone morphogenetic protein), матриксный белок остеокальцин, остеопонтин, остеонектин и коллагены.

Костный матрикс состоит из коллагена I типа и неколлагеновых белков, которые составляют около 10 % от общего содержания белка кости. Коллаген I типа является принципиальным белковым компонентом костного матрикса, но его нельзя считать специфическим маркером кости, т.к. он так же найден и в неминерализованных соединительных тканях кожи, легких, печени, глаз и сухожилий. Специфичность костного матрикса как минерализованной соединительной ткани связана с присутствием в ней неколлагеновых белков, среди которых основными являются четыре белка – остеопонтин, костный сиалопротеин, остеокальцин и остеонектин. В процессе формирования новой кости костный сиалопротеин и остеопонтин локализуются на границе минерализационного фронта формирования костной ткани, что свидетельствует об их инициирующей роли в минерализации кости. Костный сиалопротеин, по-видимому, выполняет функцию ядра кристаллизации, а остеопонтин определяет тип формирующихся кристаллов. Остеокальцин и остеонектин не присутствуют в областях первичной кристаллизации, а обнаруживаются уже внутри минерализованного матрикса. Их роль, возможно, заключается в контроле размера и скорости формирования кристаллов. В районах резорбции кости присутствуют остеопонтин, остеокальцин и костный сиалопротеин, в то время как остеонектин в этих районах отсутствует. В непораженной аорте и в районах ранних атеросклеротических поражений показано отсутствие остеонектина, остеопонтина и морфогенетических белков кости (BMP-2, BMP-4), а также присутствие ингибитора остеокластогенеза - остеопротегерина [30]. Экспрессия морфогенетических белков кости, остеопонтина и остеонектина в атросклеротических поражениях проявляется и прогрессивно усиливается на более поздних стадиях кальцификации костного матрикса, что может свидетельствовать о регулируемой экспрессии костных матриксных белков в процессе атерогенеза [50].

В плазме крови пациентов с коронарным атеросклерозом обнаруживается повышенная концентрация циркулирующего остеонектина (11.5$\pm$1.2 нг/мл против 8.3$\pm$0.8 нг/мл у здоровых людей). Имеются данные о возможном участии остеонектина в прогрессировании атеросклероза [146]. Впервые остеонектин был обнаружен и выделен экстрагированием из деминерализованной кости. В дальнейшем было обнаружено, что главный гликопротеин кости остеонектин идентичен, как SPARC (secreted protein acidic and rich in cystein - секретируемый, кислый, богатый цистеином гликопротеин) - Ca^{+2}-связывающему белку, выделенному из тромбоцитов, так и BM-40 - продукту линии раковых клеток, синтезирующих базальную мембрану. Остеонектин обладает уникальным свойством одинаково хорошо связываться как с коллагеновыми фибриллами, так и с основным минералом кости – гидроксиапатитом. В результате взаимодействия остеонектина с нерастворимым коллагеном I типа, образуется комплекс, способный связывать кристаллы апатита и свободные ионы кальция. Этот комплекс может опосредовать формирование минеральных отложений из солевых растворов. На гистологическом уровне остеонектин обнаруживается в минерализованной костной трабекуле, в большей степени в матриксе, в меньшей степени - в остеоцитах. В норме в нескелетных тканях остеонектин обнаружен не был (за исключением хондроцитов, одноименной минерализованной хондроидной кости и дентина, где он или родственный ему белок был найден в малом количестве), что позволило сделать заключение о его специфичности для кости. Более того, остеонектин можно считать маркером остеобластной функциональной дифференцировки клеток кости, т.к. иммуноцитохимически с помощью антител была показана его локализация в остеопрогениторных клетках, активных остеобластах и в молодых остеоцитах, в то время как в зрелых, покоящихся остеоцитах остеонектин не содержится [71].

Неколлагеновый белок кости остеонектин обнаруживается не только в плазме крови, но и на поверхности клеток, присутствующих в стенке сосуда в местах атеросклеротического поражения. В районах кальцификации атеросклеротических бляшек обнаруживаются экспрессирующие остеонектин остеобласто-подобные клетки. Учитывая тот факт, что остеонектин является маркером остеобластной дифференцировки клеток-предшественников, можно предположить, что эти клетки участвуют в кальцификации. Тем не менее, природа этих клеток и их роль в процессе атерогенеза до конца не ясны. Первоначально происхождение остеобласто-подобных клеток, способных формировать в стенке сосуда кальцифицированный матрикс пытались объяснить присутствием в интиме артериальной стенки низкодифференцированных перицитов, а некоторые авторы присутствием там клеток, которые называли "вторгшимися в интиму" гладкомышечными клетками или "субпопуляцией кальцифицирующихся сосудистых клеток", природа которых не определена [65, 150].

Исследования в жидких и полужидких клональных тест-системах показали, что в интиме пораженных атероматозом сосудов обнаруживаются остеонектин-положительные колониеобразующие клетки-предшественники, способные in-vitro формировать костную ткань [137]. У пациентов со стенозирующими поражениями коронарных артерий количество циркулирующих в периферической крови клеток-предшественников со стромальным фенотипом, несущих на своей поверхности остеонктин - маркер остеобластной дифференцировки, оказывается многократно выше, чем в крови добровольцев и пациентов с нестенозированными артериями [46, 139]. Аналогичные клетки обнаруживают в кровотоке и другие авторы. Fadini и соавторы называют их "миелоидными кальцифицирующими клетками", системное увеличение количества которых в кровотоке дает вклад в эктопическую кальцификацию сосудов при сахарном диабете 2 типа [36]. Эти данные дают основание полагать, что остеогенные клетки в зоне атероматозного повреждения сосуда, вероятнее всего, имеют костномозговую

22

природу и являются производными циркулирующих колониеобразующих клеток с остеогенными потенциями, которые способны из кровотока проникать в зону повреждения.

Остеокластогенез при атеросклерозе.

В то время как предшественниками остеобластов являются стромальные полипотентные стволовые клетки костного мозга, остеокласты происходят из гемопоэтических стволовых клеток гранулоцитарно-макрофогального ряда моноцитоидного ростка крови. Происхождение остеокластов от костномозговой стволовой клетки, а именно существование предшественника остеокластов среди гемопоэтических стволовых клеток, подтверждается in vivo и in vitro многими исследованиями. Первоначально полагали, что многоядерные клетки с характерными признаками остеокластов образуются путем слияния неадгерентных мононуклеарных клеток, предположительно, незрелых макрофагов. Позднее было установлено, что остекласты развиваются из плюрипотентных гемопоэтических предшественников, идентифицируемых по экспрессии CD34, которые дают рост моноцитам/макрофагам и гранулоцитам. Ранние предшественники остеокластов пролиферируют и дифференцируются в пре-остекласты, которые сливаются, образуя зрелые остекласты. В исследованиях in vitro было показано, что развитие и функции остекластов определяются присутствием остеобластов, некоторых факторов роста и гормонов. Однако точные факторы, влияющие на коммитирование КОЕ-ГМ в предшественники остеокластов, до конца не определены.

Вопрос об участии остеокластов в атерогенезе мало изучен, хотя присутствие клеток с гистологическими характеристиками остеокластов в районах кальцификации атеросклеротической бляшки было показано еще в 1906 году [21]. Появление в стенке сосуда костного матрикса и фрагментов кальцификатов должны вызывать "вербовку" предшественников остеокластов в зону атероматоза и их последующую дифференцировку. Поскольку впервые остеопонтин был обнаружен как молекула, продуцируемая остеокластами в качестве мостика для прикрепления к кости в процессе её резорбции, высказывается предположение о том, что клетки, продуцирующие остеопонтин в районах кальцификации атеросклеротических бляшек, являются остеокластами.

Мы предположили, что в связи с развитием в стенке атероматозных артерий процесса оссификации, а также из-за наличия потребности в дополнительном кальции для внекостной кальцификации, которую обеспечивают остеокласты, у больных с коронарным атеросклерозом может увеличиваться количество циркулирующих в крови преостеокластов. Был проведен анализ жидких культур клеток мононуклеарной фракции крови (МНФК), полученных от пациентов с коронарным атеросклерозом и от здоровых добровольцев. Через 72 часа культивирования клетки МФПК формировали хорошо прикрепившиеся к подложке агрегаты, а на второй-третьей неделе культивирования в этих скоплениях появлялись большие многоядерные, нередко гигантские, распластанные клетки, которые формировались в результате слияния моноцитоподобных клеток-предшественников. Иммуноморфологический и ультраструктурный анализ этих поликарионов выявил у них наличие характерных признаков остеокластов [3].

В группе пациентов с ИБС количество образовавшихся колоний/скоплений клеток, содержащих после второй недели культивирования многоядерные остеокласты (Рисунок 3А), составляло $16,4+1,9$ на 1×10^6 ядроросодержащих клеток МФПК. Общее число остеокластов в культуре (клетки в скоплениях, а так же отдельно лежащие поликарионы) составило $119,4+23,5$ клеток на 1×10^6 ядросодержащих МФПК. Иная картина наблюдалась в культурах МФПК, полученных от здоровых добровольцев. Клеточные скопления, содержащие многоядерные клетки, были единичными - $2,0+0,8$. Общее количество поликарионов составляло $11,6+2,2$ на 1×10^6 ядерных клеток мононуклеарной фракции крови (Рисунок 3Б).

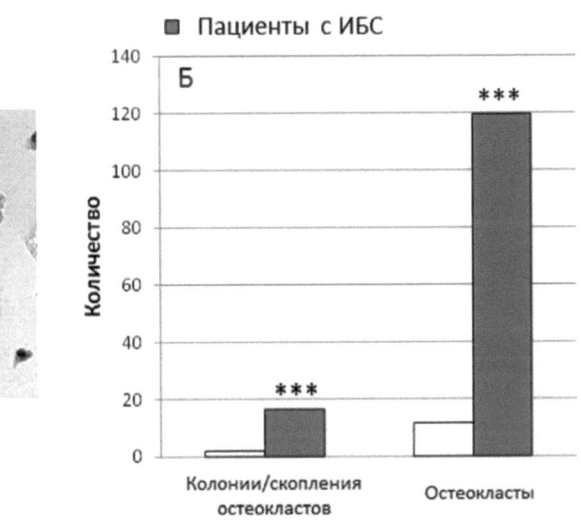

Рисунок 3. Остеокластогенез в жидких культурах мононуклеарной фракции клеток крови здоровых добровольцев (n=5) и пациентов с коронарным атеросклерозом (n=21). 3А – гигантские многоядерные остеокласты, образовавшиеся после 21 дня культивирования. 3Б - количество колоний/скоплений, содержащих остеокласты, и общее количество одиночных остеокластов в культуре на 10^6 ядросодержащих клеток МФПК. U-критерий Манна-Уитни: *** - p<0.001

Поскольку основными клеточными участниками процесса оссификации в стенке артерии являются остеобласты и остеокласты, полученные данные могут быть важны для понимания механизмов кальцификации стенок артерий при атеросклерозе. Высокое содержание преостеокластов в крови пациентов с коронарным атеросклерозом возможно связано с наличием повышенной потребности организма в кальции, который необходим не только для костной кальцификации, но и для внутрисосудистого, эктопического остеогенеза. Это, в свою очередь, может объяснять существующую связь между остеопорозом (уменьшение минеральной плотности костей) и усиленной кальцификацией атеросклеротических поражений [11, 113]. В некоторых экспериментальных работах отмечается одновременное развитие как сильного остеопороза, так и

25

патологической кальцификации артерий у экспериментальных мышей, генетически дефицитных по секретируемому белку остеопротегерину - белку, ингибирующему формирование остеокластов [19].

Осложнение течения коронарного атеросклероза

Течение коронарного атеросклероза может сопровождаться развитием осложнений, которые обусловлены разрывом атеросклеротической бляшки и последующим тромбозом артерии. Исследование состава тромба, образовавшегося при окклюзии коронарных артерий у пациентов с острым инфарктом миокарда (ОИМ), показывает, что основными компонентами тромба являются нити фибрина и клеточные элементы крови, однако, клеточный состав окклюзирующего тромба сильно зависит от времени, прошедшего от момента возникновения инфакта. В первые 1-3 часа после наступления ОИМ фибриновые нити являются главным компонентом тромба, составляя около 48% от объёма тромба. Тромбоциты, эритроциты и лейкоциты формируют оставшиеся клеточный объем. Из них количество тромбоцитов оказывается наибольшим, достигая 25% от общего объёма тромба. Со временем количество фибриновых нитей возрастает до 67%, а количество тромбоцитов падает до 9% через 6 часов после возникновения инфаркта [134]. Роль активации тромбоцитов в патогенезе окклюзирующего процесса подчеркивается также тем, что количество тромбоцитов в образующемся тромбе положительно коррелирует с уровнем экспрессии трансмембранного гликопротеина CD40 - лиганда, высвобождаемого из активированных тромбоцитов (r=0.40, p=0.02) [5]. Эти результаты подтверждаются исследованиями в экспериментах на животных, в которых были изучены ранние стадии формирования тромбов после повреждения сосудистой стенки. В этих экспериментах было обнаружено, что первичный тромб состоит практически из одних активированных тромбоцитов, которые быстро стабилизируются нитями фибрина, с последующим постепенным уменьшением содержания тромбоцитов в стабилизированном тромбе [10, 133].

Первичное взаимодействие тромбоцитов с поврежденной стенкой сосуда, происходящее, например, в результате разрыва нестабильной атеросклеротической бляшки, является пусковым моментом, который инициирует накопление тромбоцитов в месте формирования пристеночного тромба. Активность участия тромбоцитов в формировании окклюзирующего тромба в большой степени зависит от мембранного фенотипа тромбоцитов, который может быть охарактеризован экспрессированными на внешней поверхности мембраны тромбоцитов активными белками и трансмембранными рецепторами, ответственными за адгезию и активацию тромбоцитов в условиях потока. Среди множества таких рецепторов необходимо выделить три, которые экспрессируются исключительно на поверхности тромбоцитов. Это гликопротеин Ib (функционирует в составе гликопротеинового комплекса Ib-IX-V), который ответственен за взаимодействие с фактором Виллебранда и первичную привязку тромбоцитов к месту повреждения в стенке артерии, гликопротеиновый комплекс IIb-IIIa, который взаимодействует с молекулами фибриногена и приводит к захвату и плотному прикреплению тромбоцитов к стенке артерии, и гликопротеин VI - специфический гликопртоеин тромбоцитов, от которого зависит активация тромбоцитов фибриллами коллагена. Наиболее изученным среди указанных рецепторов является гликопротеиновый комплекс IIb-IIIa (интегрин $\alpha IIb\beta 3$). Интегрин $\alpha IIb\beta 3$ является одним из главных тромбоцитарных рецепторов с 50-80 тысячами копий на тромбоцит. Этот мембранный белковый комплекс постоянно присутствует на плазматической мембране, но в процессе активации тромбоцитов он претерпевает конформационные изменения, которые могут быть зарегистрированы с помощью моноклональных антител, специфически узнающих неактивированную и активированную (оккупированную фибриногеном) конформацию рецептора. Еще один мембранный гликопротеиновый комплекс GPIb-IX-V имеет примерно 50 тысяч копий на тромбоците и является вторым по встречаемости рецептором тромбоцитов. GPIb-IX-V так же постоянно присутствует на плазматической мембране тромбоцитов и является ответственным за взаимодействие с фактором Виллебранда [25]. GPVI - член суперсемейства иммуноглобулинов, экспрессируемый исключительно на тромбоцитах, служит главным сигнальным рецептором для коллагена, взаимодействие с которым приводит к активация αIIbβ3 интегрина и формированию тромбоцитарного тромба [108]. На поверхности тромбоцита располагается около 3000 копий GPVI. GPVI-опосредованные взаимодействия тромбоцитов с коллагеном сильно зависят от количества экспрессируемых на поверхности рецепторов. Уменьшение экспрессии этой молекулы до 500 связано с нарушением связывания тромбоцитов с коллагеном и с умеренным риском кровотечения [24, 33]. В модельных экспериментах с адгезией тромбоцитов на коллагене было показано, что GPVI имеет важное значение для формирования крупных тромбоцитарных агрегатов. Однако у пациентов или мышей с дефицитом GPVI не наблюдаются серьёзных кровотечений. Это говорит о том, что ингибирование GPVI может подавлять формирование тромба, не повышая риска возникновения кровотечения [72].

Взаимосвязь различных функциональных реакций тромбоцитов с количеством соответствующих белков на мембране тромбоцитов была продемонстрирована для гликопротеинового комплекса IIb-IIIa (интегрин αIIbβ3) [136], гликопротеина Ib [9] и гликопротеина VI [70]. Таким образом, количество этих белков и их комплексов на поверхности тромбоцита может быть важным показателем реактивности тромбоцитов. Существенно то, что количество этих белков на поверхности тромбоцитов не является величиной неизменной. Оно может отличаться у различных индивидуумов примерно в два раза для гликопротеинового комплекса IIb-IIIa и гликопротеина Ib [67, 111], а также, в пять раз - для гликопротеина VI [44]. Таким образом, мембранный фенотип тромбоцитов, т.е. качественный и количественный состав экспрессируемых на поверхности тромбоцитов специфических белков и белковых комплексов, может оказаться важным фактором, определяющим особенности течения осложнений коронарного атеросклероза.

Фенотип тромбоцитов при острых коронарных синдромах

При описании фенотипа тромбоцитов мы остановимся на количественных и качественных характеристиках поверхностного состава мембран (мембранный фенотип), наиболее важных для участия тромбоцитов в процессах свертывания крови, иммунных реакциях и процессах заживления поврежденных стенок артерий. Т.е. тех показателях мембранного фенотипа тромбоцитов, которые способны оказывать влияние на характер течения осложнений коронарного атеросклероза, в первую очередь, при острых коронарных синдромах.

Модификационная изменчивость мембранного фенотипа тромбоцитов, которая определяется отклонениями от нативной, неактивированной, формы, имеет ряд особенностей. В отличие от большинства клеток, тромбоциты не содержат ядра и, таким образом, они не в состоянии адаптироваться к изменению внешних условий, активируя синтез собственных белков. Тем не менее, существуют некоторые доказательства возможности остаточного синтеза белков посредством мРНК, полученного клетками от мегакариоцитов [29]. Показано, что, сохраняя родительскую мРНК, тромбоциты продолжают содержать структуры, необходимые для синтеза белка. Синтез белков изменяется в ответ на активацию тромбоцитов, а синтезируемые белки могут менять как фенотип, так и функциональную активность тромбоцитов [149, 160].

Мембранный фенотип тромбоцитов в первую очередь определяется многообразными трансмембранными рецепторами, количество и состояние которых определяет большинство функциональных проявлений клеток. К ним относят множество интегринов ($\alpha IIb\beta3$, $\alpha2\beta1$, $\alpha5\beta1$, $\alpha6\beta1$, $\alpha V\beta3$), лейцин-богатых повторных рецепторов (гликопротеиновый комплекс Ib-IX-V, Толл-подобные рецепторы), трансмембранных рецепторов, сопряженных с G-протеином (PAR-1 и PAR-4 тромбиновые рецепторы, P2Y1 и P2Y12 АДФ рецепторы, TPα and TPβ трормбоксан A2 рецепторы), протеинов, принадлежащих к суперсемейству иммуноглобулинов (гликопротеин VI,

FcγRIIA), С-тип лектиновых рецепторов (Р-селектин), тирозин-киназных рецепторов (тромбопоэтиновый рецептор , Gas-6, эфрины and Eph киназы) и других различных типов рецепторов (CD63, CD36, Р-селектин лиганд 1, TNF тип рецепторов и т.д.). Многие из этих рецепторов обнаруживаются на других типах клеток, но есть и уникальные рецепторы, экспрессируемые исключительно на поверхности тромбоцитов, например, гликопротеин Ib, гликопротеин VI или интегрин αIIbβ3. Большинство из этих рецепторов имеют важное значение в проявлении гемостатической функции тромбоцитов, обеспечивая специфическое взаимодействие и специфический функциональный ответ на воздействие адгезивных белков сосудистой стенки и/или обеспечивая специфический ответ на растворимые гуморальные активаторы. Появляется все больше свидетельств о том, что ряд рецепторов оказывается вовлеченным в менее изученные реакции тромбоцитов, такие как участие в воспалительных и иммунологичесих реакциях [25]. Благодаря способности к высвобождению антимикробных пептидов и экспрессии паттерн-распознающих рецепторов, тромбоциты являются также специализированными клетками врожденного иммунитета и модуляторами воспалительного ответа [56]. Установлено, что, помимо очевидной роли в гемостазе и тромбозе, рецептор-опосредованные клеточные реакции тромбоцитов имеют важное значение в развитии аллергических реакций, ревматоидного артрита и метастазировании раковых клеток [52, 80].

Мембранный фенотип может изменяться при активации тромбоцитов за счет экзоцитоза внутриклеточных гранул при активации и за счет взаимодействия с микровезикулами, которые продуцируются другими типами клеток. В альфа-гранулах содержатся как экспрессируемые на поверхности мембранно-связанные белки, так и растворимые белки, высвобождаемые во внеклеточное пространство. Большинство мембранно-связанных белков экспрессируются на поверхности неактивированной плазматической мембраны. Эти белки включают некоторые интегрины, рецепторы семейства иммуноглобулинов, лейцин-богатые повторные рецепторы и другие рецепторы

[14, 96, 144]. Тем не менее, не все мембранно-связанные белки, находящиеся в α-гранулах, обнаруживаются на поверхности неактивированных тромбоцитов. Ряд белков, которые в покоящихся тромбоцитах локализованы исключительно во внутриклеточных гранулах, например, Р-селектин, SDF-1, CD107a или CD109, появляются на поверхности тромбоцитов только при их активации [96]. Перераспределение таких белков связано с активационно-зависимым экзоцитозом гранул и слиянием их мембран с плазматической мембраной тромбоцита. Таким образом, обнаружение Р-селектина и других аналогичных белков гранулярных мембран на поверхности тромбоцитов является специфическим показателем активации тромбоцитов.

Ещё один способ изменения мембранного фенотипа тромбоцитов заключается в том, что клетки способны расширять свои ограниченные возможности по синтезу специфических белков, получая их через захват циркулирующих в кровотоке микрочастиц (микровезикул), которые продуцируются другими типами клеток [6, 114]. Циркулирующие микрочастицы – небольшие фрагменты мембран, высвобождаемых при активации и/или апоптозе клеток, включая тромбоциты, лейкоциты и эндотелиальные клетки. Происхождение микрочастиц определяется по антигенам родительской клетки. Взаимодействие лейкоцитарных микрочастиц с тромбоцитами было продемонстрировано в экспериментах при помощи иммунной электронной микроскопии и цитофлоуриметрии [28, 121]. Все микрочастицы обладают прокоагулянтной активностью, т.к. содержат на своей поверхности анионные фосфолипиды – субстрат для процессов тромбообразования. Такой механизм обмена специфическими белками через синтез и захват клетками микрочастиц может являться эффективным инструментом для координации различных стадий сложных клеточных реакций, таких как развитие атеротромбоза или иммунного ответа организма. За счет захвата микрочастиц, произведенных при активации других типов клеток, тромбоциты будут изменять не только свои функциональные характеристики, но также свой текущий поверхностный мембранный фенотип.

Неактивированные тромбоциты проявляют очень слабую прокоагулянтную активность и не имеют на своей поверхности прокоагулянтных фосфолипидов. Эти фосфолипиды располагаются на внутренней поверхности мембраны тромбоцитов и начинают экспрессироваться на наружной поверхности активированных тромбоцитов благодаря особому механизму. Hemker и соавт. назвали этот процесс «флип-флоп». При активации тромбоцитов прокоагулянтные фосфолипиды (в основном фосфатидилсерины) путем флип-флопа переносятся с внутренней поверхности мембраны на наружную поверхность. Таким путём поверхность наружной мембраны тромбоцитов становятся прокоагулянтной, где прокоагулянтные фосфолипиды, связываясь с факторами свертывания, активируют Х фактор и формируют комплексы протромбиназы [63].

Появление анионных фосфолипидов на поверхности тромбоцитов может быть определено при окраске тромбоцитов на аннексин - специфический лиганд для аминофософолипидов [32]. Появление анионных фосфолипидов на тромбоцитах обеспечивает формирование поверхности для тромбообразования в месте нарушения целостности стенки артерии [135] и также влияет на мембранный фенотип тромбоцитов.

Гистологические исследования тромбов из окклюзированных коронарных артерий у пациентов с острым инфарктом миокарда показывают, что в зоне окклюзии повышается уровень микрочастиц, которые несут на своей поверхности тканевой фактор (ТФ). Повышение ТФ-позитивных микрочастиц в окклюзированной коронарной артерии у пациентов с инфарктом миокарда предполагает их участие в процессе атеротромбоза [100; 117]. Установлено образование таких микрочастиц активированными лейкоцитами, однако, механизм их аккумуляции в окклюзирующем тромбе не ясен [90]. Поступление ТФ-позитивных микрочастиц лейкоцитарного происхождения может быть опосредованно тромбоцитами. Ранее в своей работе мы оценивали наличие тромбоцитов, несущих на своей поверхности лейкоцитарный маркер CD45, в крови пациентов с острым инфарктом миокарда. Было обнаружено, что фракция CD45-позитивных тромбоцитов повышена у пациентов в первые сутки и значительно увеличивается в дальнейшем на 8-10 день после инфаркта миокарда [49]. Мы предположили, что тромбоциты могут приобретать тканевой фактор путем связывания лейкоцитарных микрочастиц. Данное предположение было подтверждено в эксперимантальных моделях in vitro при совместной инкубации тромбоцитов и микрочастиц, выделенных из активированных лейкоцитов. Т.е. появление на поверхности тромбоцитов тканевого фактора может сопровождать развитие острого коронарного синдрома.

Еще один белок, появление которого на поверхности тромбоцитов может активно воздействовать на течение инфаркта миокарда, является С-реактивный белок (СРБ). СРБ является не только маркером, но и потенциально активным участником воспалительного процесса. Недавние исследования показали, что СРБ существует, по крайней мере, в двух конформациях: циркулирующий растворимый нативный пентамер (пСРБ) и малорастворимый мономер (мСРБ). мСРБ формируется при диссоциации пСРБ, которая происходит на поверхности мембран и представляет собой мембранно-связанную форму СРБ [163]. Физиологически важный механизм диссоциации противовоспалительного пСРБ активированными тромбоцитами и отложение провоспалительного мСРБ в воспаленных тканях было выявлено совсем недавно [35]. В противоположность пСРБ, мСРБ способствует активации и агрегации тромбоцитов. Molins и соавт. показали, что диссоциация циркулирующего в крови пСРБ в мСРБ происходит на растущем тромбе и что вновь сформированные мСРБ индуцируют дальнейший рост тромба [98]. Определение микрочастиц, содержащих провоспалительный мСРБ, в крови пациентов с инфарктом микарда подтвердило гипотезу о том, что диссоциация циркулирующего в крови пСРБ катализируется активированными мембранами тромбоцитов, содержащими лизофосфолипиды [57]. Эти данные показывают то, что мСРБ, который образуется при диссоциации из пСРБ на поверхности активированных тромбоцитов, может способствовать развитию атеротромботических осложнений у пациентов с острым коронарным синдромом, поддерживая местное воспаление.

Важная сторона активного участия тромбоцитов в патогенезе инфаркта миокарда заключается в способности тромбоцитов регулировать хоуминг стволовых клеток-предшественников костномозгового происхождения в местах повреждений стенок артерий. При образовании внутрисосудистого тромба активированные тромбоциты секретируют в кровоток и экспрессируют на своей поверхности белок SDF-1, создавая, таким образом, градиент этого хемокина в местах повреждения стенки артерии [93]. Такой химический сигнал обеспечивает направленный хоуминг и удержание клеток-предшественников в местах внутриартериального тромбообразования, где активными участниками процесса являются тромбоциты. Клинические исследования показывают, что у пациентов с острым коронарным синдромом обнаруживается повышенная, по сравнению с пациентами со стабильной стенокардией, экспрессия SDF-1 на поверхности циркулирующих в крови тромбоцитов. Уровень экспрессии этого белка на поверхности тромбоцитов положительно коррелирует с количеством циркулирующих в крови CD34-положительных клеток-предшественников [143]. Эти факты демонстрируют способность активированных тромбоцитов не только поддерживать хоуминг, но и стимулировать направленную дифференцировку клеток-предшественников и подчеркивают важную роль тромбоцитов в восстановлении тканей, поврежденных в результате развития острого инфаркта миокарда [27, 81].

Определение фенотипа тромбоцитов у пациентов с острым инфарктом миокарда: клиническое применение

Роль тромбоцитов в патогенезе инфаркта миокарда до конца остается неясной. В настоящее время существует несколько методов исследования, позволяющих измерить реактивность и функцию тромбоцитов, а также оценить эффективность антиагрегантной терапии. Исследование активности тромбоцитов может стать эффективным способом оценки риска кровотечения и тромбоза в случае агрессивной антиагрегантной терапии при остром коронарном синдроме [8]. Высокая активность тромбоцитов рассматривается как фактор риска неблагоприятных исходов у пациентов с инфарктом миокарда. Повышение риска фатальных и нефатальных сердечно-сосудистых событий, ассоциированных с высокой активностью тромбоцитов, было продемонстрировано при различных методах исследования их функции [42]. Многие исследователи старались определить наилучший метод для мониторирования активности тромбоцитов и определения оптимального уровня активности тромбоцитов, при котором риск развития осложнений был бы минимальным. Однако большинство методов показали слабую корреляцию между уровнем активности тромбоцитов и риском развития неблагоприятных сердечно-сосудистых событий [145].

В настоящее время в клинической практике для оценки состояния тромбоцитов наиболее применяемы тесты по оценке агрегационной активности тромбоцитов. Среди множества аналогичных тестов оценка фенотипа тромбоцитов наименее исследована. Тем не менее, всё новые клинические данные указывают на то, что детерминированность экспрессии некоторых мембранных протеинов на поверхности тромбоцитов может быть использована в клинической практике как дополнительный ранний маркер при стратификации риска развития сердечно-сосудистых осложнений. Мы уделим внимание описанию нескольких новых клинических исследований, в которых оценивалась предсказующая ценность двух разных мембранно-ассоциированных белков (гликопротеина VI и SDF-1) для выявления групп пациентов высокого риска развития небоагоприятных сердечных событий при остром коронарном синдроме.

Недавно были опубликованы результаты исследования, в котором предсказующая ценность уровня поверхностного гликопротеина VI тромбоцитов определялась в группе пациентов с клиническими проявлениями ИБС для выявления пациентов с высоким риском возникновения неблагоприятных коронарных событий. Было обследовано 1,003 пациента, у которых экспрессия тромбоцитами гликопротеина VI определялась с помощью метода проточной цитофлюорометрии. Исследование показало, что пациенты с острым коронарным синдромом (n = 485) демонстрируют более высокий уровень поверхностной экспрессии тромбоцитами гликопротеина VI, чем пациенты со стабильной стенокардией (n = 518). Логистический регрессионный анализ показал, что повышенный уровень экспрессии тромбоцитами гликопротеина VI может являться биомаркером острого коронарного синдрома независимо от таких маркеров, как тропонин и креатинкиназа-MB. Более того, пациенты с повышенным уровнем гликопротеина VI проявляли высокий остаточный уровень агрегации тромбоцитов на фоне двойной антиагрегантной терапии в сравнении с пациентами с низким уровнем экспрессии этого белка [16]. На следующем этапе эта группа исследователей изучила уровень экспрессии тромбоцитами гликопротеина VI в проспективном исследовании, в которое вошло 1004 пациента со стенокардией. Среди этих пациентов у 416 (41.4%) больных был выявлен острый коронарный синдром, у 233 (23.2%) пациентов - стабильная стенокардия, у 355 (35.4%) больных - наличие загрудинных болей некоронарной природы. У пациентов с острым коронарным синдромом уровень экспрессии тромбоцитами гликопротеина VI был значительно выше, чем у пациентов со стабильной стенокардией и у пациентов с болями некоронарной природы. Пациенты с повышенным уровнем экспрессии этого белка имели более высокий риск возникновения инфаркта миокарда, инсульта и кардиваскулярной смерти в течение трех месяцев наблюдения [17]. И, наконец, в проспективном исследовании, в которое были включены 2213 пациентов со стенокардией, анализ выживаемости Каплана-Мейера показал, что бессобытийная выживаемость у пациентов с низким уровнем гликопротеина VI значительно выше, чем у пациентов с высоким уровнем экспрессии этого белка на поверхности тромбоцитов [18].

Ещё один поверхностный белок тромбоцитов - хемокин SDF-1 был изучен в крупном клиническом исследовании. Он экспрессируется на поверхности активированных тромбоцитов и способствует привлечению и аресту стволовых клеток костного мозга на адгезированных к внеклеточному матриксу тромбоцитах [165]. Экспрессия тромбоцитами этого белка повышается во время ишемических событий, что может быть важным для привлечения стволовых клеток в места повреждения для последующего восстановления тканей и неоваскуляризации. В экспериментальных исследованиях экспрессия SDF-1 в богатом тромбоцитами тромбе выявлялась на 30 минуте после повреждения сосудистой стенки [93]. В опубликованное недавно проспективное исследование было включено 1000 пациентов, которые попадали с загрудинной болью в отделение неотложной кардиологии. Уровни экспрессии гликопротеина I и SDF-1 на поверхности тромбоцитов этих пациентов исследовали с помощью проточной цитофлюорометрии. Было обнаружено, что у пациентов с острым коронарным синдромом уровень экспрессии тромбоцитами SDF-1 выше, чем у пациентов со стабильной стенокардией и загрудинными болями другой этиологии. Логистический регрессионный анализ показал, что повышенная экспрессия тромбоцитами SDF-1 значимо ассоциируется с острым коронарным синдромом [164].

Локальное воспаление в стенке артерии и возникновение рестеноза после эндоваскулярной реваскуляризации микарда

Эффективность ангиопластики существенно возросла с внедрением в клиническую практику стентов со специальным лекарственным покрытием, предупреждающим развитие рестеноза (повторного сужения просвета сосуда в ранее стентированном сегменте). Подобные стенты обеспечивают локальную доставку лекарства, которое воздействуя на клеточном уровне на разные процессы, вовлеченные в миграцию/пролиферацию клеток, секрецию внеклеточного матрикса и воспаление способствуют ингибированию утолщения неоинтимы. Хотя внедрение в клиническую практику стентов с лекарственным покрытием и снизило частоту возникновения рестенозов, проблема их возникновения сохранилась. При использовании стентов, элюирующих такие вещества как сиролимус, паклитаксель или эверолимус, частота возникновения рестеноза составляет 5-9%. Возникновение рестеноза после установки стента развивается в среднем через 6-9 месяцев и является результатом избыточного фибропролиферативного клеточного ответа на «повреждение» стенки сосуда [97].

Механическое воздействие на стенки артерии вызывает деэндотелизацию стенки сосуда, повреждение клеток интимы и медии, формирование пристеночного тромба. Со временем этот каскад событий приводит к гиперплазии неоинтимы и ремоделированию стенок сосуда, а между этими событиями развивается воспалительный процесс, который сопровождается инфильтрацией зон повреждения лейкоцитами и клетками-предшественниками костномозгового происхождения. Воспалительный процесс, клеточная инфильтрация и пролиферация в некоторой степени присутствует у всех пациентов. Однако у некоторых больных процесс заживления становится непомерным, когда избыточный фибропролиферативный клеточный ответ и чрезмерный синтез экстрацеллюлярного матрикса приводят к закрытию просвета сосуда внутри или в непосредственной близости от краев стента.

Развитие стенозирующего поражения сосуда при возникновении рестеноза тесно связано с реакцией организма на воспаление, когда попытка локализации зоны воспаления приводит к фибропролиферативному клеточному ответу, вызывающему сужение просвета артерии. Последовательность биологических событий внутри стенки сосуда, которые происходят в процессе избыточного клеточного ответа, во всех случаях включает проникновение в субэндотелиальное пространство клеток гематогенного происхождения. Профиль инфильтрации зон повреждения клетками воспаления (Т-лимфоциты, моноциты/макрофаги, нейтрофилы и т.д.) определяет характер и динамику локального воспалительного процесса. Обнаружено, что при баллонной ангиопластике ведущую роль в развитии местной воспалительной реакции играют нейтрофилы [158]. После установки в зону повреждения голых металлических стентов к развитию локального воспалительного процесса подключаются клетки моноцитарно/макрофагального ряда, которые начинают играть доминирующую роль в развитии локального воспалительного процесса [66]. Вероятно, что при разных методах реваскуляризации могут наблюдаться существенные различия в локальных воспалительных реакциях, которые происходят в стенке сосуда. Т.е. заживление стенки сосуда после разных эндоваскулярных процедур может различаться не только количественными, но и качественными характеристиками вовлекаемых в этот процесс клеточных компонентов. Наши предположения о том, что после разных эндоваскулярных процедур в заживлении стенки сосуда активно участвуют различные популяции эффекторных клеток воспаления, можно проиллюстрировать на примере баллонной ангиопластики с последующей установкой стентов. По данным Ф.Ж. Вельта и соавторов уже через 6 часов после повреждения баллоном стенки артерии наблюдается инфильтрация тканей медии нейтрофилами. Пролиферация гладкомышечных клеток медии, которая наблюдается через 3 дня после деэндотелизации стенки сосуда, эффективно ингибируется моноклональными антителами к молекулам адгезии нейтрофилов Mac-1 и сопровождается снижением степени инфильтрации медии нейтрофилами. Наличие макрофагов в тканях стенки сосудов не отмечается ни в один из периодов наблюдения после баллонного повреждения [158]. Картина инфильтрации тканей клетками воспаления существенно изменяется после установки в зону повреждения голых металлических стентов. В тканях отмечается появление клеток моноцитарно/макрофагального ряда [73], а избирательная блокада рецептора моноцитов CCR2, вызывая ингибирование миграции моноцитов, приводит к эффективному снижению гиперплазии неоинтимы [66]. Картина ещё более усложняется после установки стентов с лекарственным покрытием. В ряде случаев имплантация стентов с лекарственным покрытием сопровождается нежелательными осложнениями, которые могут расцениваться как реакция гиперчувствительности. В некоторых случаях иммуногистологические исследования тканей из зон рестеноза выявляют присутствие Т- и В-лимфоцитов и обнаруживается распространенная инфильтрация эозинофилами, особенно выраженная вокруг дистальных частей стента. Эти патологические изменения соответствуют картине локализованной реакции гиперчувствительности [104]. Наши исследования показали наличие тесной связи между частотой возникновения рестенозов и повышенным содержанием в крови эозинофильных гранулоцитов после внутрикоронарной установки пациентам стентов с лекарственным покрытием [47]. В работе итальянской группы исследователей была показана связь между уровнем в крови эозинофильного катионного белка, являющегося показателем внутрисосудистой активации эозинофилов, и возникновением неблагоприятных сердечно-сосдистых событий (инфаркт миокарда и инсульт), после внутрикоронарной установки стентов с лекарственным покрытием [106]. Эти данные позволяют утверждать, что после имплантации стентов с лекарственным покрытием эозинофилы могут являться важнейшими участниками развития рестеноза и отдаленного тромбоза. Несмотря на схожие по своей природе общие механизмы клеточных ответов, разные методы реваскуляризации сопровождаются вовлечением в процессы заживления различных популяций клеток воспаления. Наше предположение о том, что после разных эндоваскулярных процедур в заживлении стенки артерии могут участвовать разные популяции эффекторных клеток воспаления, можно проиллюстрировать следующей схемой (Рисунок 4).

Мы полагаем, что при поиске эффективных путей по предотвращению возникновения рестеноза необходимо учитывать наличие существенных различий в клеточных механизмах развития локальных воспалительных реакций после разных методов эндоваскулярной реваскуляризации миокарда (установки голого металлического стента или стента с лекарственным покрытием). Специфическое воздействие на какие-либо клеточные пулы без учета их действительной роли в развитии воспалительного процесса может приводить к неэффективной, а в некоторых случаях даже и к вредной реакции.

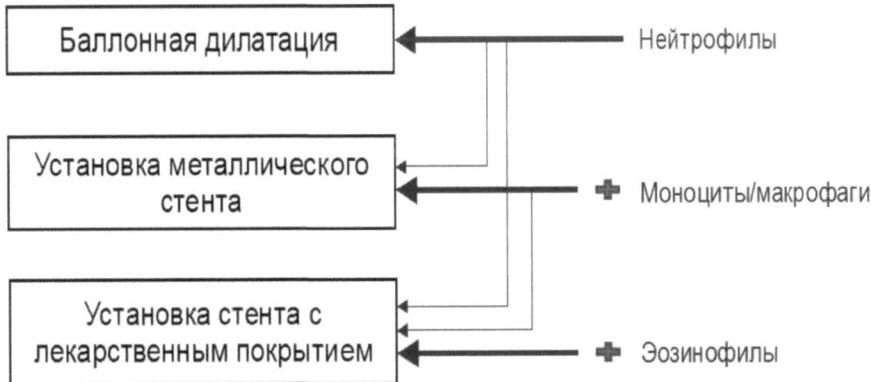

Рисунок 4. Участие эффекторных клеток воспаления в развитии локальных воспалительных реакций после различных эндоваскулярных процедур. При баллонной ангиопластике ведущую роль в развитии местной воспалительной реакции играют нейтрофилы (Welt FG, et al, 2000). После установки в зону повреждения металлических стентов к развитию воспалительного процесса подключаются клетки моноцитарно/макрофогального ряда, которые начинают играть доминирующую роль в развитии рестеноза стентов (Kawamoto R et al, 2006, Horvath C, et al, 2002). При использовании стентов с лекарственным покрытием в процесс возникновения рестеноза активно вовлекаются эозинофилы (Gabbasov Z.A. et al. 2009, Niccoli G. 2009)

Рациональность такого подхода была наглядно показана на моделях животных (primate iliac artery model). Блокада антителами рецептора моноцитов CCR2 (рецептора для MCP-1) ингибирует миграцию моноцитов и уменьшает гиперплазию неоинтимы после установки голых металлических стентов в подвздошную артерию. Однако такая блокада рецептора для MCP-1 оказывается неэффективной для уменьшения гиперплазии неоинтимы после баллонной дилатации. Для предотвращения возникновения рестеноза после баллонного повреждения артерии оказывается необходимым дополнительно воздействовать на миграцию нейтрофилов путем блокирования лейкоцитарного интегрина MAC-1 [66].

Эозинофилы и возникновение рестеноза после имплантации стентов с лекаственным покрытием

В ряде случаев стенты с лекарственным покрытием могут, вследствие развития реакции гиперчувствительности, индуцировать локальное воспаление, которое сопровождается накоплением в местах развития реакции клеток воспаления, в первую очередь эозинофильных гранулоцитов [104]. Было обнаружено, что после установки стентов с лекарственным покрытием частота возникновения рестеноза в группе пациентов с низким уровнем эозинофилов крови (ниже 180 клеток в мкл.) значительно ниже, чем у пациентов с более высоким уровнем эозинофилов крови [1]. Такая клеточная реакция может быть вызвана компонентами стента (металл, полимер, лекарство).

Чем характерны воспалительные реакции эозинофильного типа? Эозинофильные гранулоциты являются популяцией эффекторных иммунокомпетентных клеток, которые циркулируют в крови несколько часов, а затем мигрируют в ткани. Это клетки, в которых сочетаются как важные для организма защитные функции (при аллергических реакциях или инфекциях), так и повреждающие эффекты по отношению к эндотелию сосудов и эндокарду [4]. При скоплении в крови очень большого количества эозинофилов (независимо от причины, вызвавшей эозинофилию) в одних случаях развивается эозинофильный васкулит, в других – пристеночный эндокардит, который представляет реальную опасность для жизни человека. Мощная цитотоксическая активность эозинофилов неразрывно соседствует с их участием в процессах регенерации и восстановления поврежденных тканей. Гранулы эозинофилов содержат уникальные основные протеины, к которым относятся большой основной протеин, эозинофильный катионный протеин, эозинофильная пероксидаза и эозинофильный нейротоксин. Эти белки служат причиной повреждений тканей и отчасти органных дисфункций, вызванных эозинофилами при гиперэозинофилии. Одновременно эозинофилы вырабатывают, хранят и высвобождают целый ряд факторов роста (трансформирующий ростовой фактор-бета), хемокинов (эотаксин) и интерлейкинов (интерлейкин 1-бета), которые регулируют ремоделирование и восстановление поврежденных тканей. Некоторые из высвобождаемых эозинофилами цитокинов способны не только стимулировать продукцию экстрацеллюлярного матрикса, но и индуцировать фиброгенный фенотип фибробластов [55]. При развитии защитной иммунной реакции эозинофилы могут иметь двойственную функцию. Первая функция – уничтожение чужеродного антигена собственными эффекторными механизмами. Во время выполнения этой функции относительно крупные фрагменты инородного патогена могут разрушаться, превращаясь в форму, которая способна фагоцитироваться другими эффекторными и антигенпрезентирующими клетками. Вторая функция - инициирование и усиление защитной клеточной иммунной реакции самими эозинофилами. Активированные эозинофилы способны не только разрушать и фагоцитировать антиген, но и выводить фрагменты разрушенного антигена на свою поверхность, экспрессировать костимулирующий цитокин IL-1beta и после цитокин-индуцированной экспрессии на своей поверхности HLA-DR II класса осуществлять представление процессированного антигена Т-клеткам [115].

В недавних работах появились сообщения о том, что большое количество пресинтезированного при рождении клеток тканевого фактора содержат эозинофилы. Это функционально активный тканевой фактор, который при активации эозинофилов может экспрессироваться на их поверхности. Тканевой фактор представляет собой трансмембранный гликопротеин, инициирующий каскад коагуляции. Он играет ключевую роль во внешней системе активации системы свертывания. Тканевой фактор в комплексе с VII/VIIa фактором активирует IX и X факторы свертывания, что, в свою очередь, приводит к образованию тромбина. О важной роли тканевого фактора в формировании тромба на поверхности атеросклеротической бляшки свидетельствуют экспериментальные данные, показывающие, что применение рекомбинантного ингибитора тканевого фактора (rTFPI) способно существенно ограничить рост тромба на поверхности лопнувшей атеросклеротической бляшки. Появляется все больше доказательств тому, что различные клетки крови, экспрессируя на своей поверхности тканевой фактор, способны проявлять тромбогенные свойства. Обнаружено, что источником тканевого фактора в кровотоке могут быть лейкоциты. Этот пул тканевого фактора потенциально тромбогенен в модельных системах, но полностью скрыт в нормальных условиях. Этот клеточный тканевой фактор может становиться доступным только после активации клеток в процессе тромбоза. Тканевой фактор, источником которого являются клетки крови, может быть активно вовлечен в распространение тромба в местах повреждения сосудов. Оказалось, что среди всех клеток крови эозинофилы и их клетки-предшественники содержат наибольшее количество такого пресинтезированного тканевого фактора [99]. Эти наблюдения указывают на возможность формирования фибрина в кровеносных сосудах даже при отсутствии повреждений стенок сосуда, когда формирование фибрина инициируется тканевым фактором, экспрессированным на поверхности активированных эозинофилов. Это, в свою очередь, может быть одной из причин тромбогенеза при осложнениях, сопровождающихся локализованным накоплением активированных эозинофилов, в частности внутри стентированных участков сосудистого русла.

Таким образом, эозинофилы обладают рядом уникальных свойств, которые могут обусловливать их важную роль в инициации и развитии рестеноза и тромбоза после установки стентов с лекарственными покрытиями. Способность эозинофилов инициировать клеточную иммунную реакцию открывает возможности использования их функциональных свойств и характеристик в качестве диагностического инструментария и/или потенциальной мишени при поиске методов терапевтического воздействия на развитие воспалительных реакций.

Мы отмечали, что гранулы эозинофилов содержат ряд уникальных основных белков, в том числе эозинофильный катионный белок (ЭКБ) и эозинофильную пероксидазу, которые высвобождаются в кровоток при активации эозинофилов и играют важную роль в эффекторной функции эозинофилов [102]. В одной из наших экспериментальных работ мы исследовали возможную роль активации эозинофильных гранулоцитов в развитии рестеноза после имплантации стентов с лекарственным покрытием. В исследование были включены 38 пациентов с ИБС обоего пола, которым в течение первого года после эндоваскулярной реваскуляризации миокарда с помощью стентов с лекарственным покрытием была в плановом порядке проведена коронароангиография (КАГ). Контрольную группу составили 17 больных с верифицированным посредством КАГ диагнозом ИБС, но не подвергавшихся ранее эндоваскулярной реваскуляризации миокарда. По результатам КАГ пациенты были разбиты на 2 группы. В первую группу вошли 15 больных, у которых было отмечено возникновение рестеноза, во вторую группу – 23 пациента без рестеноза. Пациенты с рестенозом, без рестеноза, а также лица, вошедшие в контрольную группу, не отличались между собой по возрасту, соотношению мужчин и женщин, курящих и некурящих. Равное количество пациентов имели постинфарктный кардиосклероз, артериальную гипертонию, ГЛП и сахарный диабет. Больным первых двух групп одинаково часто проводили стентирование ПНА, ОА и ПКА, протяженных (>20 мм) стенозов, артерий малого (<2,75 мм) диаметра, окклюзий, а также бифуркационных стенозов. Всем пациентам было проведено измерение уровня ЭКБ, эозинофильного нейротоксина, высокочувствительного С-реактивного белка, иммуноглобулина Е (IgE) в сыворотке крови, а также проведено сопоставление уровня этих показателей среди пациентов с рестенозом, без рестеноза и контрольной группы (используемые методы и детали исследования приведены в Приложении 1).

Уровень ЭКБ в плазме крови пациентов, у которых возник рестеноз после имплантации стентов с лекарственным покрытием, был статистически значимо выше (p=0,011), чем у больных, у которых рестеноза не было обнаружено, и составила, соответственно, 17,9 (11,2; 24) нг/мл и 8,9 (6,4; 12,9) нг/мл. Медиана (25; 75 процентиль) уровня ЭКБ у пациентов контрольной группы равнялась 8,4

(6,6; 10,9) нг/мл, что достоверно не отличалось (p=0,32) от аналогичного показателя у пациентов без рестеноза (Рисунок 5А). Достоверных отличий в уровне эозинофильного нейротоксина, высокочувствительного С-реактивного белка и иммуноглобулина Е в крови пациентов всех трех групп обнаружено не было. По уровню ЭКБ в плазме крови пациенты, подвергшиеся коронарному стентированию, были разделены на две группы. В первую группу вошли 19 больных с уровнем ЭКБ ниже медианы распределения (<11,6 нг/мл), во вторую группу – 19 пациентов с уровнем ЭКБ выше медианы распределения (>11,6 нг/мл). Среди больных с уровнем ЭКБ в крови ниже медианы распределения рестеноз был обнаружен у 3 (16%) пациентов, что было достоверно ниже, чем у больных с уровнем ЭКБ выше медианы распределения, среди которых рестеноз был выявлен у 10 (63%) пациентов (Рисунок 5Б). Таким образом, более высокий уровень ЭКБ в плазме крови после имплантации стентов с лекарственным покрытием сопровождается более частым развитием рестеноза. Повышенный уровень ЭКБ не ассоциировался ни с интенсивностью воспалительных процессов, которые оценивали по уровню высокочувствительного С-реактивного белка, ни с развитием IgE-зависимых аллергических реакций. Связь уровня ЭКБ в крови с развитием серьёзных неблагоприятных сердечных событий (повторная реваскуляризация миокарда, возникновение инфаркта миокарда или смерть от ИБС) в течение первого года после эндоваскулярной реваскуляризации миокарда с помощью стентов покрытых сиролимусом или паклитакселем была также показана итальянскими исследователями [106].

Эти факты позволяют предположить наличие в месте возникновения рестеноза локальной воспалительной реакции с вовлечением эозинофилов. Вероятным фактором активации эозинофилов может являться гиперчувствительность на полимер [104, 152]. Это подтверждается результатами ряда экспериментальных исследований. В том числе, Van der Giessen W.J. и соавт. выявили наличие воспалительной реакции и утолщение интимы в стентированном сегменте сосуда после имплантации стентов, покрытых различными биополимерами [154].

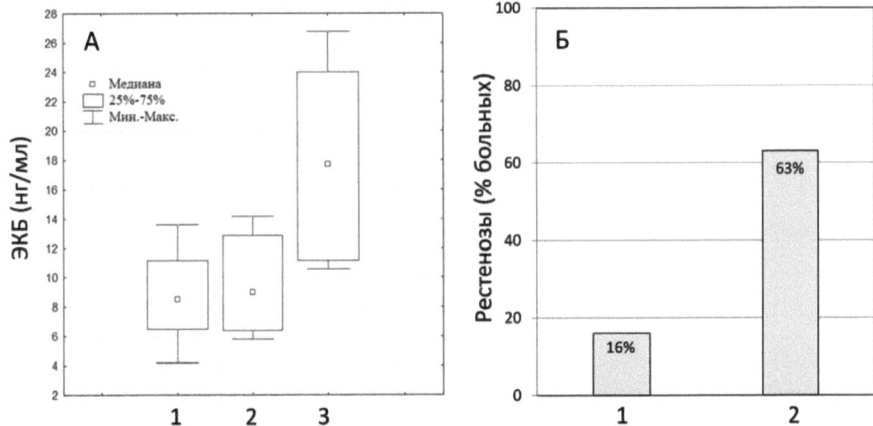

Рисунок 5. А - уровень ЭКБ в крови пациентов с ИБС, которым стентирование не проводилось (1; n=15), больных без рестеноза (2; n=23) и пациентов с ИБС, у которых выявлен рестеноз после имплантации стентов с лекарственным покрытием (3; n=15). Kruskal-Wallis ANOVA by Ranks, p<0,05. Б – частота возникновения рестеноза у пациентов с ИБС в зависимости от уровня ЭКБ в плазме крови: 1 – больные с уровнем ЭКБ <11,6 нг/мл; 2 – больные с уровнем ЭКБ >11,6 нг/мл. Fisher exact p, two-tailed, p = 0,007

Особенности развития воспалительной реакции у пациентов с ИБС после имплантации стентов

Механическое воздействие на стенки артерии при осуществлении коронарной ангиопластики вызывает деэндотелизацию стенки сосуда, сопровождается повреждениями клеток интимы и медии, формированием пристеночного тромба. Этот каскад событий приводит к инфильтрации зон повреждения клетками гематогенного происхождения и развитию воспалительного процесса [73]. Воспалительный процесс, клеточная инфильтрация и пролиферация в той или иной степени присутствует у всех пациентов, однако, при разных методах реваскуляризации (например при установке стентов с лекарственным покрытием или без него) могут наблюдаться существенные различия в развитии клеточных реакций, которые происходят в стенке сосуда. В этом разделе мы представим результаты наших недавних исследований, целью которых было изучение динамики развития воспалительной реакции у пациентов с ИБС после имплантации стентов с лекарственным покрытием и у пациентов после эндоваскулярной реваскуляризации миокарда с помощью голых металлических стентов. В работе проведено сопоставление динамики уровня С-реактивного белка (СРБ), эозинофильного катионного белка (ЭКБ) и иммуноглобулина Е (IgE) в крови у 70 пациентов ишемической болезнью сердца (ИБС), которым были установлены стенты с лекарственным покрытием, и у 15 пациентов, которым были имплантированы голые металлические стенты в течение 12 месяцев после вмешательства. Пациенты, которым были имплантированы стенты с лекарственным покрытием, и больные после эндоваскулярной реваскуляризации миокарда с помощью стентов без лекарственного покрытия не отличались по демографическим и ангиографическим характеристикам (используемые методы и детали исследования приведены в Приложении 2).

Уровень вч-СРБ в крови больных, которым были установлены стенты с лекарственным покрытием, резко увеличивается в первый день после реваскуляризации миокарда. На третий и седьмой дни после стентирования уровень вч-СРБ постепенно снижается до исходного уровня, без дальнейшего существенного изменения в последующие 2, 6 и 12 месяцев наблюдения (Рисунок 6А). За весь период наблюдения достоверных различий в уровне вч-СРБ в крови пациентов, подвергшихся реваскуляризации миокарда с помощью стентов с лекарственным покрытием, и в крови пациентов, которым устанавливались стенты без покрытия, не обнаруживается (данные не показаны).

Достоверного изменения уровня ЭКБ в крови пациентов после имплантации стентов без лекарственного покрытия не обнаруживается в течение всего периода наблюдения. Уровень ЭКБ после имплантации стентов с лекарственным покрытием не повышается в течение первых двух месяцев после внутрисосудистого вмешательства, однако, он увеличивается через 6 месяцев и достигает максимального значения через 12 месяцев после стентирования (Рисунок 6Б). В первые два месяца наблюдения достоверных различий в уровне ЭКБ в крови пациентов после установки им стентов с лекарственным покрытием и после установки стентов без покрытия не обнаруживается. Достоверные различия отмечаются через 6 и 12 месяцев после стентирования (Рисунок 7).

Уровень Ig E в крови пациентов перед проведением реваскуляризации миокарда с помощью стентов с лекарственным покрытием составил 57,1 (37,3; 80,8) кЕ/л и достоверно не отличался от уровня Ig E в крови пациентов 56,7 (35,3; 74,7) кЕ/л, которым устанавливались непокрытые металлические стенты (Mann-Whitney U-test, p=0,53). Достоверных изменений в уровне IgE как после имплантации стентов с лекарственным покрытием (Friedman ANOVA by Ranks, p=0,75), так и после имплантации стентов без лекарственного покрытия (Friedman ANOVA by Ranks, p=0,19) обнаружено не было в течение всего периода наблюдения.

Проведенный в настоящем исследовании анализ динамики изменения уровня ЭКБ после имплантации стентов с лекарственным покрытием показал, что уровень ЭКБ не повышается в течение первых двух месяцев после внутрисосудистого вмешательства. Однако повышение уровня ЭКБ обнаруживается через 6 месяцев и достигает максимального значения через 12 месяцев после стентирования. В то же время после имплантации стентов без лекарственного покрытия уровень ЭКБ не изменяется в сравнении с исходным значением в течение всего периода наблюдения.

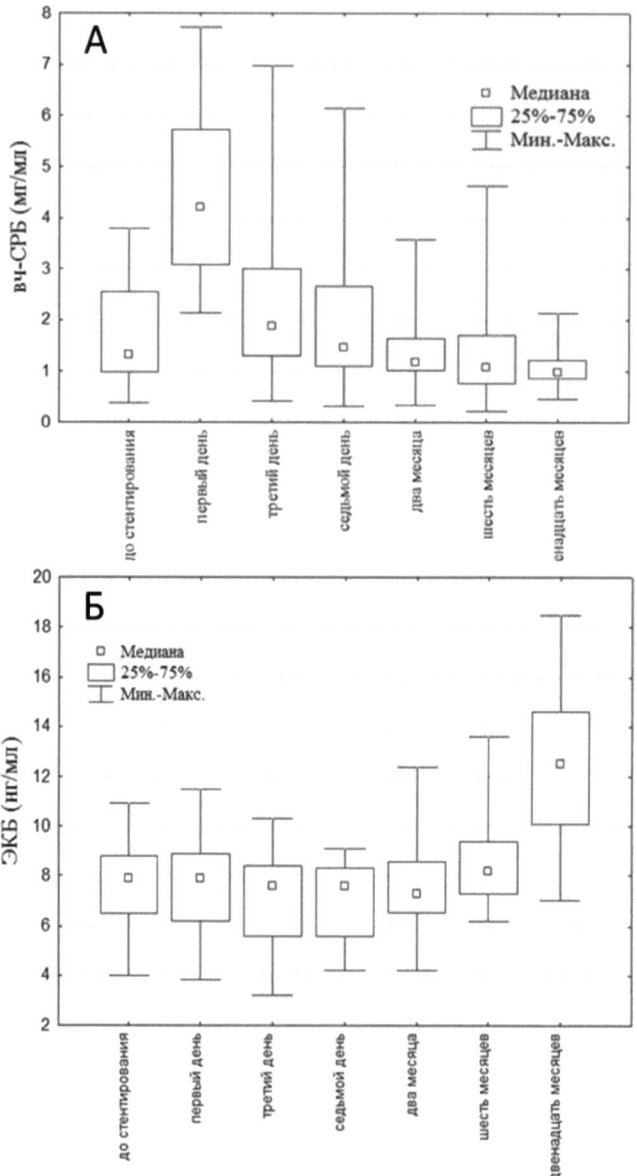

Рисунок 6. Динамика изменения уровня вч-СРБ и ЭКБ в крови пациентов с ИБС в течение 1 года после имплантации стентов с лекарственным покрытием. А – уровни вч-СРБ, p< 0,05. Б – уровни ЭКБ, p< 0,01 (Friedman ANOVA by Ranks)

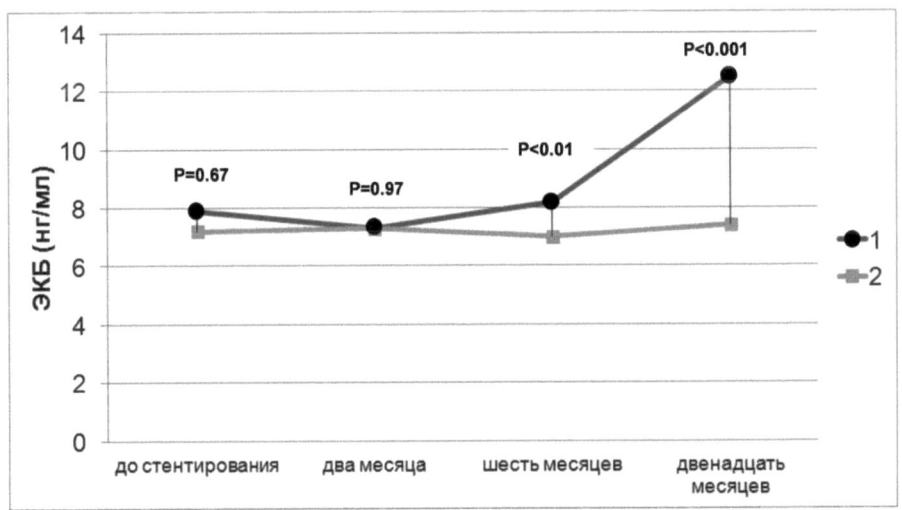

Рисунок 7. Динамика изменения уровня ЭКБ в крови больных ИБС после имплантации стентов. 1 – уровень ЭКБ после имплантации стентов, покрытых лекарственным веществом. 2 – уровень ЭКБ после имплантации голых металлических стентов. Приведены средние значения уровня ЭКБ и указаны парные достоверности различий в уровнях ЭКБ, соответствующие покрытым и непокрытым стентам (Mann-Whitney U-test)

Отсутствие реакции в первые два месяца наблюдения может быть связано с тем, что стенты с покрытием именно в течение этого периода времени высвобождают лекарственный препарат, который благодаря выраженному противовоспалительному и антипролиферативному действию не только снижает риск развития рестеноза [94, 101], но и одновременно не позволяет развиваться реакции гиперчувствительности. Наличие гиперчувствительности на компоненты стента описывается в литературе. Например, в ряде случаев имплантация стентов с лекарственным покрытием сопровождается такими нежелательными клиническими проявлениями, как высыпания на коже, зуд и лихорадка [140]. В некоторых случаях иммуногистологические исследования тканей из зон рестеноза обнаруживают распространенную инфильтрацию тканей эозинофилами, которая особенно выражена вокруг дистальных частей стента [74, 122]. По мнению R.Virmani, эти патологические изменения соответствуют картине локализованной реакции гиперчувствительности [156].

Возможность участия эозинофилов в возникновении рестеноза подтверждается результатами исследований других авторов. В исследовании Toor и соавт. было показано, что уровень эозинофилов в крови перед ЧКВ выше медианы распределения связан с повышенным риском смерти через 6 месяцев после эндоваскулярного вмешательства [152]. В исследовании R.Virmani и соавт. обнаружена инфильтрация эозинофилами стенки коронарной артерии в месте имплантации стентов, покрытых сиролимусом [156]. A.V. Finn и соавт. провели сравнение характера клеточной инфильтрации в местах имплантации непокрытых стентов и стентов с лекарственным покрытием в артериях свиней. По данным гистологического исследования, через 6 месяцев после имплантации стентов, покрытых сиролимусом или паклитакселем, в месте вмешательства обнаруживалась выраженная эозинофильная и грануломатозная инфильтрация. В то же время после реваскуляризации миокарда с помощью стентов без лекарственного покрытия подобной клеточной инфильтрации не было обнаружено. Возможным объяснением полученных результатов, по мнению авторов, может быть возникновение локальной реакции гиперчувствительности к нерастворимому полимеру в обоих типах используемых стентов либо к лекарственному препарату, выделяемому из стента в просвет сосуда [40]. Инфильтрация стенки коронарной артерии эозинофилами в месте развития рестеноза после имплантации стентов с лекарственным покрытием была продемонстрирована также другими исследователями [74, 77].

Нами было обнаружено, что возникновение рестеноза после внутрикоронарной установки стентов с лекарственным покрытием сопровождается изменением уровня эозинофилов крови [47]. Более того, у пациентов, имеющих уровень ЭКБ в плазме крови выше 11 нг/мл, отмечается в 3.32 раза более частое возникновение рестеноза в сравнении с пациентами с уровнем этого белка ниже 11 нг/мл. Повышенный уровень ЭКБ не был связан с

52

развитием аллергических реакций и с интенсивностью системного воспалительного ответа [48]. Связь уровня ЭКБ в крови с развитием серьёзных неблагоприятных сердечных событий (повторная реваскуляризация миокарда, возникновение инфаркта миокарда или смерть от ИБС) в течение первого года после эндоваскулярной реваскуляризации миокарда с помощью стентов, покрытых сиролимусом или паклитакселем, была показана итальянскими исследователями [106]. Авторами было выдвинуто предположение о том, что вероятным фактором активации эозинофилов является гиперчувствительность на полимер [107]. Это косвенно подтверждается результатами экспериментальных исследований. В том числе, van der Giessen W.J. и соавт. выявили наличие воспалительной реакции и утолщение интимы в стентированном сегменте после имплантации стентов покрытых различными биополимерами [154].

Заключение

В развитие стенозирующих процессов в артериях вовлекаются различные клеточные популяции (тромбоциты, стромальные и гемопоэтические клетки-предшественники, клетки воспаления). На всех этапах патогенеза атеросклероза, наблюдается тесное взаимодействие клеточных элементов и разнообразных биохимических факторов. Несмотря на многочисленные исследования, до конца не решенными остаются вопросы выяснения природы клеток как инициирующих и формирующих атеросклеротическую бляшку, так и осуществляющих регенерацию поврежденного сосуда.

Тромбоциты являются весьма сложными клетками, которые "наполнены" активными молекулами и метаболитами различной природы и которые при активации способны быстро изменять свой нативный фенотип. Повышенная активность тромбоцитов у пациентов с острым коронарным синдромом может вносить вклад как в развитие атеротромбоза, так и в развитие локальных воспалительных реакций в стенках артерий. Эта активность в значительной степени определяется фенотипом тромбоцитов, который может быть описан экспрессией на поверхности клетки различных типов мембранно-связанных белков. Мембранно-связанные белки, которые участвуют и/или регулируют процессы тромбообразования и воспаления, в перспективе могут оказаться идеальными маркерами функционального статуса тромбоцитов, отражающими роль тромбоцитов в развитии негативных процессов при остром коронарном синдроме. Исследования показывают, что первыми претендентами на эту роль могут быть гликопротеин VI и SDF-1. Однако в настоящее время описание фенотипа тромбоцита требует проведения довольно сложного исследования, которое включает в себя использование дорогостоящего оборудования (обычно цитофлюориметра) и привлечение высококвалифицированного персонала. Несмотря на указанные сложности, определение у конкретного пациента набора мембранно-связанных белков, уровень которых жестко ассоциирован с прогнозом заболевания, может помочь врачу в диагностике и индивидуальном подборе лекарственного средства.

Клеточные механизмы возникновения рестеноза после стентирования артерий отличны от механизмов атероматоза. При поиске эффективных путей по предотвращению повторного сужения просвета сосудов необходимо учитывать наличие существенных различий в клеточных механизмах развития локальных воспалительных реакций после разных методов реваскуляризации. Специфическое воздействие на какие-либо клеточные пулы без учета их действительной роли в развитии стенозирующих процессов (в том числе локальных воспалительных процессов в стенке сосудов) может приводить к неэффективной, а в некоторых случаях даже и к вредной реакции. Эндоваскулярная реваскуляризация миокарда с помощью стентов с лекарственным покрытием, в отличие от имплантации стентов без лекарственного покрытия, приводит к повышению уровня ЭКБ, наблюдаемому через 6-12 месяцев после проведения процедуры стентирования. Определение в крови уровня ЭКБ может оказаться эффективным инструментом при диагностике опосредованных через эозинофилы воспалительных процессов, которые могут привести к развитию неблагоприятных событий.

Список литературы

1. Габбасов ЗА, Козлов СГ, Сабурова ОС и соавт. Стромальные клетки-предшественники и лейкоциты крови после имплантации стентов с лекарственным покрытием. Кардиология. 2010; №1: 36-41.

2. Ланкин В.З., Гуревич С.М. Системы, ответственные за перекисное окисление полиеновых жирных кислот при экспериментальном злокачественном росте. В кн.: «Липиды в организме животных и человека». Под ред. С.Е.Северина. М., 1974. С. 72-77.

3. Соболева Э.Л., Сабурова О.С., Рожкова Т.А. Циркулирующие костномозговые предшественники остеокластов и остеокластогенез у пациентов с гиперлипидемией типа IIA и типа IIB. Бюлл. Эксп. Биол. Мед. 2001; №3: 890-894.

4. Френкель М.А. Эозинофилы. В кн.: «Клиническая онкогематология». Под ред. М. А. Волковой. М., 2007.

5. Abu el-Makrem MA, Mahmoud YZ, Sayed D, et al. The role of platelets CD40 ligand (CD154) in acute coronary syndromes. Thromb Res. 2009; 124(6): 683-688.

6. Angelillo-Scherrer A. Leukocyte-derived microparticles in vascular homeostasis. Circ Res. 2012; 110(2): 356-369.

7. Aquel NM, Ball RY, Waldmann H, Mitchinson MJ. Monocytic origin of foam cells in human atherosclerotic plaques. Atherosclerosis. 1984; 53: 265-271.

8. Aradi D, Sibbing D, Bonello L. Current evidence for monitoring platelet reactivity in acute coronary syndrome: a plea for individualized antiplatelet treatment. Int J Cardiol. 2013; 167(5): 1794-1797.

9. Baker RI, Eikelboom J, Lofthouse E et al. Platelet glycoprotein Ibalpha Kozak polymorphism is associated with an increased risk of ischemic stroke. Blood. 2001; 98(1): 36-40.

10. Balasubramanian V, Grabowski E, Bini A, Nemerson Y. Platelets, circulating tissue factor, and fibrin colocalize in ex vivo thrombi: real-time fluorescence

images of thrombus formation and propagation under defined flow conditions. Blood. 2002; 100(8): 2787–2792.

11.Banks LM, Macsweeney JE, Stevenson JC. Effect of degenerative spinal aortic calcification on bone density measurements in postmenopausal women: links between osteoporosis and cardiovascular disease. Eur J Clin Invest. 1994; 24: 813-817.

12.Benditt EP, Benditt JM. Evidence for a monoclonal origin of human atherosclerotic plaque. Proc Natl Acad Sci. 1973; 70: 1753-1756.

13.Benditt EP. Implication of monoclonal character of human atherosclerotic plaque. Ann NY Acad Sci. 1976; 275: 96-100.

14.Berger G., Caen J.P., Berndt M.C., Cramer E.M. Ultrastructural demonstration of CD36 in the alpha-granule membrane of human platelets and megakaryocytes. Blood. 1993; 82(10): 3034–3044.

15.Bernardo A, Ball C, Nolasco L, et al. Platelets adhered to endothelial cell-bound ultra-large Von Willebrand factor strings support leukocyte tethering and rolling under high shear stress. J. Thromb. Haemost. 2005; 3(3): 562–570.

16.Bigalke B, Geisler T, Stellos K et al. Platelet collagen receptor glycoprotein VI as a possible novel indicator for the acute coronary syndrome. Am Heart J. 2008; 156(1): 193-200.

17.Bigalke B, Haap M, Stellos K et al. Platelet glycoprotein VI (GPVI) for early identification of acute coronary syndrome in patients with chest pain. Thromb Res. 2010a; 125(5): e184-e189.

18.Bigalke B, Stellos K, Geisler T et al. Glycoprotein VI as a prognostic biomarker for cardiovascular death in patients with symptomatic coronary artery disease. Clin Res Cardiol. 2010b; 99(4): 227-233.

19.Bucay N, Sarosi I, Dunstan CR, et al. Osteoprotegerin-deficient mice develop early onset osteoporosis and arterial calcification. Genes Dev. 1998; 12: 1260–1268.

20.Budoff MJ, Möhlenkamp S, McClelland R, et al. A comparison of outcomes with coronary artery calcium scanning in unselected populations: the Multi-Ethnic

Study of Atherosclerosis (MESA) and Heinz Nixdorf RECALL study (HNR). J Cardiovasc Comput Tomogr. 2013 May-Jun;7(3): 182-191.

21. Bunting C.H. The formation of true bone with cellular (red) marrow in a sclerotic aorta. J. Exp. Med. 1906; 8: 365-376.

22. Caplice N.M., Bunch T.J., Stalboerger P.G. et al. Smooth muscle cells in human coronary atherosclerosis can originate from cells administrated at marrow transplantation. Proc. Nat. Acad. Sci. USA. 2003; 100: 4754-4759.

23. Chazov EI, Repin VS, Orekhov AN et al. Atherosclerosis: What has been learned studying human arteries. Atherosclerosis Reviews, edited by A.M.Gotto and R.Paoletti. Raven press, New York. 1986; 14: 7-60.

24. Chen H, Locke D, Liu Y, et al. The platelet receptor GPVI mediates both adhesion and signaling responses to collagen in a receptor density-dependent fashion. J Biol Chem. 2002; 277(4): 3011-3019.

25. Clemetson K.J., Clemetson J.M. Platelet receptors. In Platelets, ed Michelson AD (Elsevier / Academic Press, San Diego, CA), Third ed. 2013. pp.169–194.

26. Clinton S.K. and Libby P. Cytokines and growth factors in atherogenesis. Arch. Pathol. Lab. Med. 1992; 116: 1292-1300.

27. Daub K., Langer H., Seizer P., et al. Platelets induce differentiation of human CD34+ progenitor cells into foam cells and endothelial cells. FASEB J. 2006; 20(14): 2559-2561.

28. Del Conde I, Shrimpton CN, Thiagarajan P, Lopez JA. Tissue-factor-dearing microvesicles arise from lipid rafts and fuse with activated platelets to initiate coagulation. Blood. 2005; 106(5): 1604-1611.

29. Denis MM, Tolley ND, Bunting M, et al. Escaping the nuclear confines: signal-dependent pre-mRNA splicing in anucleate platelets. Cell. 2005; 122(3): 379-391.

30. Dhore C.R., Cleutjens J.P., Lutgens E. et al. Differential expression of bone matrix regulatory proteins in human atherosclerotic plaques. Arterioscler. Thromb. Vasc. Biol. 2001; 21: 1998-2003.

31.Doherty TM, Asotra K, Fitzpatrick LA, et. al. Calcification in atherosclerosis: bone biology and chronic inflammation at the arterial crossroads. Proc. Natl. Acad. Sci. U S A. 2003 Sep 30;100(20): 11201-11206.

32.Dörmann D, Kardoeus J, Zimmermann R E, et al. Flowcytometric analysis of agonist-induced annexin V, factor Va and factor Xa binding to human platelets. Platelets. 1998; 9(3-4): 171-177.

33.Dumont B, Lasne D, Rothschild C, et al. Absence of collagen-induced platelet activation caused by compound heterozygous GPVI mutations. Blood 2009; 114(9): 1900–1903.

34.Egashira K. Molecular mechanisms mediating inflammation in vascular disease: special reference to monocyte chemoattractant protein-1. Hypertension. 2003 Mar;41(3 Pt 2):834-841.

35.Eisenhardt SU, Habersberger J, Peter K. Monomeric C-reactive protein generation on activated platelets: the missing link between inflammation and atherothrombotic risk. Trends Cardiovasc Med. 2009; 19(7): 232–237.

36.Fadini GP, Albiero M, Menegazzo L et al. Widespread increase in myeloid calcifying cells contributes to ectopic vascular calcification in type 2 diabetes. Circ Res. 2011 Apr 29; 108(9): 112-1121.

37.Faggiotto A, Ross R, Harker L. Studies of hypercholesterolemia in the nonhuman primate. I. Changes that lead to fatty streak formation. Arteriosclerosis. 1984; 4: 323-340.

38.Faggiotto A., Ross R. Studies of hypercholesterolemia in the nonhuman primate. II. Fatty streak conversion to fibrous plaque. Arteriosclerosis. 1984; 4: 341-356.

39.Feldman DL, Hoff HF, Gerrity RG. Immunohistochemical localization of apoprotein B in aortas from hyperlipemic swine. Preferential accumulation in lesion-prone areas. Arch Pathol Lab Med. 1984; 108: 817-822.

40.Finn A.V., Nakazawa G., Joner M., et al. Vascular responses to drug eluting stents: importance of delayed healing. Arterioscler Thromb Vasc Biol. 2007; 27 (7): 1500-1510.

41. Fleet J.C., Clinton S.K., Salomon R.N., et al. Atherogenic diets enhance endotoxin-stimulated interleukin-1 and tumor necrosis factor gene expression in rabbit. J. Nutr. 1992; 122: 294-305.

42. Franchi F, Rollini F, Cho JR et al. Platelet function testing in contemporary clinical and interventional practice. Curr Treat Options Cardiovasc Med. 2014 May;16(5): 300.

43. Friedenstein A.J., Chailakhjan R.K., Lalykina K.S. The development of fibroblast colonies in monolayer cultures of guinea-pig bone marrow and spleen cells. Cell Tissue Kinet. 1970; 3: 393-403.

44. Furihata K, Clemetson KJ, Deguchi H, Kunicki TJ. Variation in human platelet glycoprotein VI content modulates glycoprotein VI-specific prothrombinase activity. Artherioscler Thromb Vasc Biol. 2001; 21(11): 1857–1863.

45. Furman M.I., Barnard, M.R., Krueger L.A., et al. Circulating Monocyte-Platelet Aggregates Are an Early Marker of Acute Myocardial Infarction. Journal of the American College of Cardiology. 2001; 38 (4): 1002-1006.

46. Gabbasov Z.A., Agapov A.A., Saburova O.S., t al. Circulating stromal osteonectin-positive progenitor cells and stenotic coronary atherosclerosis. Canadian Journal of Physiology and Pharmacology. 2007; 85(3-4): 295-300.

47. Gabbasov ZA, Kozlov SG, Ljakishev AA, et al. Polymorphonuclear blood leukocytes and restenosis after intracoronary implantation of drug eluting stents. Canadian Journal of Physiology and Pharmacology, 2009; 87(2), 130-136.

48. Gabbasov Z A., Kozlov SG., Imaeva AE., et al. In-stent restenosis after revascularization of myocardium with drug-eluting stents is accompanied by elevated level of blood plasma eosinophil cationic protein. Canadian Journal of Physiology & Pharmacology 2011; 89(6): 413-418.

49. Gabbasov Z, Ivanova O, Kogan-Yasny V, et al. Activated platelet chemiluminescence and presence of CD45+ platelets in patients with acute myocardial infarction. Platelets. 2013 Oct 8.

50. Gadeau A.P., Chaulet H., Daret D. et al. Time course of osteopontin, osteocalcin, and osteonectin accumulation and calcification after acute vessel wall injury. J. Histochem. Cytochem. 2001; 49: 79-86.

51. Galea J, Armstrong J, Gadsdon P et al. Interleukin-1 beta in coronary arteries of patients with ischemic heart disease. Arterioscler Thromb Vasc Biol 1996;16(8):1000–1006.

52. Gawaz, M., Langer, H., May, A. E. Platelets in inflammation and atherogenesis. J. Clin. Invest. 2005; 115(12): 3378–3384.

53. Goldstein JL, Brown MS. Binding and degradation of low density lipoproteins by cultured human fibroblasts. Comparison of cells from a normal subject and from a patient with homozygous familial hypercholesterolemia. J Biol Chem. 1974; 249: 5153-5162.

54. Goldstein JL, Brown MS. Lipoproteins receptors, cholesterol metabolism and atherosclerosis. Arch Pathol. 1975; 99: 181-184.

55. Gomes I., Mathur S.K., Espenshade B.M., et al. Eosinophil-fibroblast interactions induce fibroblast IL-6 secretion and extracellular matrix gene expression: implications in fibrogenesis. J Allergy Clin Immunol. 2005; 116 (4): 796-804.

56. Gupalo E, Kuk C, Qadura M, et al. Platelet-adenovirus vs. inert particles interaction: Effect on aggregation and the role of platelet membrane receptors. Platelets. 2013; 24(5): 383-391.

57. Habersberger J, Strang F, Scheichl A, et al. Circulating microparticles generate and transport monomeric C-reactive protein in patients with myocardial infarction. Cardiovasc Res. 2012; 96(1): 64-72.

58. Hamerman D. Osteoporosis and atherosclerosis: biological linkages and the emergence of dual-purpose therapies. QJM. 2005 Jul; 98(7): 467-484.

59. Hansson GK, Holm J, Jonasson L. Detection of activated T lymphocytes in the human atherosclerotic plaque. Am J Pathol. 1989 Jul;135(1):169-175.

60. Hansson GK. Immunological control mechanisms in plaque formation. Basic Res Cardiol. 1994; 89 Suppl 1: 41-46.

61. Haust M.D. Early permeability changes in human atherosclerotic lesions. Prog Biochem Pharmacol. 1977; 13: 203-207.

62. He Q., Wan C., Li G. Concise Review: Multipotent Mesenchymal Stromal Cells in Blood. Stem Cells. 2007; 25: 69–77

63. Hemker HC, van Rijn JL, Rosing J, van Dieijen G, et al. Platelet membrane involvement in blood coagulation. Blood Cells. 1983; 9(2): 303-317.

64. Hinek A, Rosnowsky A. Comparison of morphology of isolated cells obtained from aortas of normal and cholesterol fed rabbits. Arterial Wall. 1975; 3: 17-29.

65. Hirota S., Imakita M., Kohri K. et al. Expression of osteopontin messenger RNA by macrophages in atherosclerotic plaques. A possible association with calcification. Am J Pathol. 1993; 143: 1003-1008.

66. Horvath C, Welt FG, Nedelman M, et al. Targeting CCR2 or CD18 inhibits experimental in-stent restenosis in primates: inhibitory potential depends on type of injury and leukocytes targeted. Circ Res. 2002; 90(4): 488-494.

67. Huang T, Sahud MA. Association of C807T, Pl(A) and –5C/T Kozak genotypes with density of glycoprotein receptors on platelet surface. Thromb Res. 2003; 112(3): 147–150.

68. Jenkins PJ, Harper RW, Nestel PJ. Severity of coronary atherosclerosis related to lipoprotein concentration. Br Med J. 1978 Aug 5; 2(6134): 388-391.

69. Jiang S, Walker L, Afentoulis M et al. Transplanted human bone marrow contributes to vascular endothelium. Proc. Natl. Acad. Sci. USA. 2004; 101(48): 16891–16896.

70. Joutsi-Korhonen L, Smethurst PA, Rankin A, et al. The low-frequency allele of the platelet collagen signaling receptor glycoprotein VI is associated with reduced functional responses and expression. Blood. 2003; 101(11): 4372–4379.

71. Jundt G, Berghauzer K-H, Termine JD, et al. Osteonectin - a differentiation marker of bone cells. Cell Tissue Res. 1987; 248: 409-415.

72. Jung SM, Moroi M. Platelet glycoprotein VI. Adv Exp Med Biol. 2008; 640: 53-63.

73.Kawamoto R., Yamashita A., Nishihira K. et al. Different inflammatory response and oxidative stress in neointimal hyperplasia after balloon angioplasty and stent implantation in cholesterol-fed rabbits. Pathol Res Pract. 2006; 202(6): 447-456.

74.Kawano H., Koide Y., Baba T. et al. Granulation tissue with eosinophil infiltration in the restenotic lesion after coronary stent implantation. Circ J. 2004; 68: 722-723.

75.Kiel D.P., Kauppila L.I., Cupples L.A., et al. Bone loss and the progression of abdominal aortic calcification over a 25 year period: the Framingham Heart Study. Calcif Tissue Int. 2001; 68: 271–276.

76.Koenig W. Inflammation and coronary heart disease: an overview. Cardiol Rev. 2001 Jan-Feb; 9(1): 31-35.

77.Kornowski R., Hong M.K., Tio F.O., et al. In-stent restenosis: contributions of inflammatory responses and arterial injury to neointimal hyperplasia. J Am Coll Cardiol. 1998; 31 (1): 224–230.

78.Krause D. Theise N.D., Collector M.I. et al. Multi-organ, multi-lineage engraftment by a single bone marrow-derived stem cell. Cell. 2001; 105: 369-377.

79.Kuznetsov SA, Mankani MH, Leet AI, et al. Circulating connective tissue precursors: extreme rarity in humans and chondrogenic potential in guinea pigs. Stem Cells. 2007; 25(7): 1830-1839.

80.Labelle M, Begum S, Hynes RO. Direct signaling between platelets and cancer cells induces an epithelial-mesenchymal-like transition and promotes metastasis. Cancer Cell. 2011; 20(5): 576-590.

81.Langer H, May AE, Daub K et al. Adherent Platelets Recruit and Induce Differentiation of Murine Embryonic Endothelial Progenitor Cells to Mature Endothelial Cells In Vitro. Circ Res. 2006; 98(2): e2-e10.

82.Lapidot T and Petit I. Current understanding of stem cell mobilization: the roles of chemokines, proteolytic enzymes, adhesion molecules, cytokines, and stromal cells. Exp Hematol. 2002; 30(9): 973–981.

83.Lewis B. Classification of lipoproteins and lipoprotein disorders. J Clin Pathol Suppl (Assoc Clin Pathol). 1973; 5: 26–31.

84.Lewis B, Chait A, Oakley CM et al. Serum lipoprotein abnormalities in patients with ischaemic heart disease: comparisons with a control population. Br Med J. 1974 Aug 24;3(5929):489-493.

85.Libby P, Ridker PM, Hansson GK. Leducq Transatlantic Network on Atherothrombosis. Inflammation in atherosclerosis: from pathophysiology to practice. J Am Coll Cardiol. 2009 Dec 1;54(23):2129-2138.

86.Lievens D, von Hundelshausen P. Platelets in atherosclerosis. Thromb. Haemost. 2011; 106(5): 827–838.

87.Lin Y, Weisdorf DJ, Solovey A, Hebbel RP. Origins of circulating endothelial cells and endothelial outgrowth from blood. J Clin Invest. 2000; 105: 71-77.

88.Lindemann S, Kraemer B, Daub K et al. Molecular pathways used by platelets to initiate and accelerate atherogenesis. Curr. Opin. Lipidol. 2007; 18(5): 566–573.

89.London GM. Mechanisms of arterial calcifications and consequences for cardiovascular function. Kidney Int Suppl (2011). 2013 Dec;3(5):442-445.

90.Mallat Z, Benamer H, Hugel B et al. Elevated levels of shed membrane microparticles with procoagulant potential in the peripheral circulating blood of patients with acute coronary syndromes. Circulation. 2000; 101(8): 841–843.

91.Massberg S, Brand K, Grüner S et al. A Critical Role of Platelet Adhesion in the Initiation of Atherosclerotic Lesion Formation. J Exp Med 2002; 196(7): 887–896.

92.Massberg S, Konrad I, Bultmann A et al. Soluble glycoprotein VI dimer inhibits platelet adhesion and aggregation to the injured vessel wall in vivo. FASEB J. 2004; 18(2): 397–399.

93.Massberg S, Konrad I, Schürzinger K et al. Platelets secrete stromal cell–derived factor 1 and recruit bone marrow–derived progenitor cells to arterial thrombi in vivo. J Exp Med. 2006; 203(5): 1221–1233.

94.Marx SO, Marx AR. Bench to bedside: the development of rapamycin and its application to stent restenosis. Circulation. 2001; 104: 852-855.

95. May AE, Seizer P, Gawaz M. Platelets: inflammatory firebugs of vascular walls. Arterioscler Thromb Vasc Biol. 2008 Mar;28(3):s5-10.

96. Maynard DM, Heijnen HF, Horne MK, et al. Proteomic analysis of platelet alpha-granules using mass spectrometry. J Thromb Haemost. 2007; 5(9): 1945-1955.

97. Mitra AK, Agrawal DK. In stent restenosis: bane of the stent era. J Clin Pathol. 2006; 59(3): 232-239.

98. Molins B, Peña E, de la Torre R, Badimon L. Monomeric C-reactive protein is prothrombotic and dissociates from circulating pentameric C-reactive protein on adhered activated platelets under flow. Cardiovasc Res. 2011; 92(2): 328-337.

99. Moosbauer C, Morgenstern E, Cuvelier SL, et al. Eosinophils are a major intravascular location for tissue factor storage and exposure. Blood. 2007; 109(3): 995-1002.

100. Morel O, Pereira B, Averous G, et al. Increased levels of procoagulant tissue factor-bearing microparticles within the occluded coronary artery of patients with ST-segment elevation myocardial infarction: role of endothelial damage and leukocyte activation. Atherosclerosis. 2009; 204(2): 636-641.

101. Morris RE. Mechanisms of action of new immunosuppressive drugs. Ther Drug Monitor. 1995; 17: 564-569.

102. Muniz VS, Weller PF, Neves JS. Eosinophil crystalloid granules: structure, function, and beyond. J Leukoc Biol. 2012; 92(2): 281-288.

103. Murray RG, Tweddel A, Third JL, et al. Relation between extent of coronary artery disease and severity of hyperlipoproteinaemia. Br Heart J. Dec 1975; 37(12): 1205-1209.

104. Nebeker JR, Virmani R, Bennett CL, et al. Hypersensitivity cases associated with drug-eluting coronary stents: a review of available cases from the Research on Adverse Drug Events and Reports (RADAR) project. J Am Coll Cardiol 2006; 47(1): 175-181.

105. Newby AC, Zaltsman AB. Fibrous cap formation or destruction--the critical importance of vascular smooth muscle cell proliferation, migration and matrix formation. Cardiovasc Res. 1999; 41: 345-360.

106. Niccoli G, Schiavino D, Belloni F, et al. Pre-intervention eosinophil cationic protein serum levels predict clinical outcomes following implantation of drug-eluting stents. Eur Heart J 2009; 30 (11): 1340-1347.

107. Niccoli G, Montone RA, Ferrante G, Crea F. The evolving role of inflammatory biomarkers in risk assessment after stent implantation. J Am Coll Cardiol. 2010; 56 (22): 1783-1793.

108. Nieswandt B, Brakebusch C, Bergmeier W, et al. Glycoprotein VI but not alpha2beta1 integrin is essential for platelet interaction with collagen. EMBO J. 2001; 20(9): 2120–2130.

109. Nijm J, Wikby A, Tompa A et al. Circulating Levels of Proinflammatory Cytokines and Neutrophil-Platelet Aggregates in Patients With Coronary Artery Disease. Am. J. Cardiol. 2005; 95(4): 452–456.

110. O'Brien KD, Allen MD, McDonald TO et al. Vascular cell adhesion molecule-1 is expressed in human coronary atherosclerotic plaques. Implication for the mode of progression of advanced coronary atherosclerosis. J Clin Invest. 1993; 92: 945-951.

111. O'Halloran AM, Curtin R, O'Connar F et al. The impact of genetic variation in the region of the GPIIIa gene on PlA2 expression bias and GPIIb-IIIa receptor density in platelets. Br J Haematol. 2006; 132(4): 494–502

112. Orekhov AN, Tertov VV, Sobenin IA et al. Sialic acid content of human low density lipoproteins affects their interaction with cell receptors and intracellular lipid accumulation. J Lipid Res. 1992; 33: 805-817.

113. Ouchi Y, Akishita M, de Souza AC, et al. Age-related loss of bone mass and aortic/aortic valve calcification-reevaluation of recommended dietary allowance of calcium in the elderly. Ann NY Acad Sci. 1993; 676: 297-307.

114. Owens III AP, Mackman N. Microparticles in hemostasis and thrombosis. Circ Res 2011; 108(10): 1284-1297.

115. Padigel UM, Lee JJ, Nolan TJ, et al. Eosinophils can function as antigen-presenting cells to induce primary and secondary immune responses to Strongyloides stercoralis. Infect Immun. 2006; 74(6): 3232-3238.

116. Palinski W, Rosenfeld ME, Yla-Herttuala S, et al. Low density lipoprotein undergoes oxidative modification in vivo. Proc. Nat. Acad. Sci. USA. 1989; 86: 1372-1376.

117. Palmerini T, Tomasi L1, Barozzi C, et al. Detection of tissue factor antigen and coagulation activity in coronary artery thrombi isolated from patients with ST-segment elevation acute myocardial infarction. PLoS One. 2013; 8(12): e81501.

118. Pampou SYu, Gnedoy SN, Bystrevskaya VB, et al. Cytomegalovirus genome and the immediate-early antigen in cells of different layers of human aorta. Virchows Arch. 2000 ; 436 : 539-552.

119. Parhami F, Jackson SM, Tintut Y, et al. Atherogenic diet and minimally oxidized low density lipoprotein inhibit osteogenic and promote adipogenic differentiation of marrow stromal cells. J Bone Miner Res. 1999; 14: 2067-2078.

120. Plenz G, Reichenberg S, Koenig C et al. Granulocyte-macrophage colony-stimulating factor (GM-CSF) modulates the expression of type VIII collagen mRNA in vascular smooth muscle cells and both are codistributed during atherogenesis. Arterioscler Thromb Vasc Biol. 1999; 19: 1658-1668 .

121. Pluskota E, Woody NM, Szpak D et al. Expression, activation, and function of integrin áMâ2 (Mac-1) on neutrophil-derived microparticles. Blood. 2008; 112(6): 2327-2335.

122. Rittersma SZ, Meuwissen M, van der Loos CM et al. Eosinophilic infiltration in restenotic tissue following coronary stent implantation. Atherosclerosis. 2006 Jan; 184(1):157-162.

123. Ross R, Glomset JA. Atherosclerosis and the arterial smooth muscle cell: Proliferation of smooth muscle is a key event in the genesis of the lesions of atherosclerosis. Science. 1973; 180: 1332-1339.

124. Ross R, Glomset J, Kariya B, Harker L. A platelet-dependent serum factor that stimulates the proliferation of arterial smooth muscle cells in vitro. Proc Nat Acad Sci. USA. 1974; 71: 1207-1210.

125. Ross R, Glomset JA. The pathogenesis of atherosclerosis. N Engl J Med. 1976; 295(7-8): 369-377, 420-425.

126. Ross R. The pathogenesis of atherosclerosis: a perspective for the 1990s. Nature. 1993; 362: 801-808.

127. Ross R. Atherosclerosis- an inflammatory disease. N Engl J Med. 1999; 340: 115-126.

128. Ruggeri ZM. Platelets in atherothrombosis. Nat Med. 2002; 8(11): 1227–1234.

129. Sata M, Saiura A, Kunisato A et al. Hematopoietic stem cells differentiate into vascular cells that participate in the pathogenesis of atherogenesis. Nature medicine. 2002; 8: 403-409.

130. Satoh T, Sasatomi E, Yamasaki F, et al. Multinucleated variant endothelial cells (MVECs) of human aorta: expression of tumor suppressor gene p53 and relationship to atherosclerosis and aging. Endothelium. 1998; 6(2): 123-132.

131. Satoh K, Yatomi Y, Osada T et al. Clear visual detection of circulating platelet aggregates in acute myocardial infarction using a flow cytometer equipped with an imaging device. Platelets. 2004; 15(1): 61-62.

132. Savage B, Saldívar E, Ruggeri ZM. Initiation of platelet adhesion by arrest onto fibrinogen or translocation on von Willebrand factor. Cell. 1996; 84(2): 289–297.

133. Shand RA, Butler KD, Davies JA et al. The kinetics of platelet and fibrin deposition on to damaged rabbit carotid arteries in vivo: involvement of platelets in the initial deposition of fibrin. Thromb Res. 1987; 45(5): 505–515.

134. Silvain J, Collet JP, Nagaswami C, et al. Composition of coronary thrombus in acute myocardial infarction. J Am Coll Cardiol. 2011; 57(12): 1359-1367.

135. Sims P J, Wiedmer T, Esmon C T et al. Assembly of the platelet prothrombinase complex is linked to vesiculation of the platelet plasma membrane. Studies in Scott syndrome: an isolated defect in platelet procoagulant activity. J Biol Chem. 1989; 264(29): 17049-17057.

136. Sirotkina OV, Khaspekova SG, Zabotina AM, et al. Effects of platelet glycoprotein IIb-IIIa number and glycoprotein IIIa Leu33Pro polymorphism on

platelet aggregation and sensitivity to glycoprotein IIb-IIIa antagonists. Platelets. 2007; 18(7): 506–514.

137. Soboleva EL, Popkova VM, Saburova OS et al. Colony-forming units and atherosclerosis. Atherosclerosis X., Elsevier Science, 1994a; 919-925.

138. Soboleva EL, Shindler EM, Saburova OS et al. Colony-forming units for fibroblasts (CFU-f) in the peripheral blood of patients with primary hypercholesterolemia. In: New pathogenic aspects of atherosclerosis. Nordrhein-Westfalische Academie der Wissenschaffen, Westdeutscher Verlag, 1994b. 79-93.

139. Soboleva EL, Gabbasov ZA, Agapov AA et al. Circulating bone marrow stem/progenitor cells in vascular atherogenesis and in non-invasive diagnosis of coronary stenosis. Exp Clin Cardiol. 2005; 10(3): 184–188.

140. Soufras GD, Kounis GN, Chiladakis JA et al. Drug-eluting coronary stents: hypersensitivity reactions to paclitaxel and the risk of Kounis syndrome. Dermatology. 2009; 219(1): 87-88.

141. Stary HC. Proliferation of arterial cells in atherosclerosis. Adv Exp Med Biol. 1974; 43: 59-81.

142. Steinberg D. Lipoproteins and pathogenesis of atherosclerosis. Circulation. 1987; 76: 508-514.

143. Stellos K, Bigalke B, Langer H et al. Expression of stromal-cell-derived factor-1 on circulating platelets is increased in patients with acute coronary syndrome and correlates with the number of CD34+ progenitor cells. Eur Heart J. 2009; 30(5): 584-593.

144. Suzuki H, Murasaki K, Kodama K, Takayama H. Intracellular localization of glycoprotein VI in human platelets and its surface expression upon activation. Br J Haematol. 2003; 121(6): 904–912.

145. Tantry US, Bonello L, Aradi D et al, Working Group on On-Treatment Platelet Reactivity. Consensus and update on the definition of on-treatment platelet

reactivity to adenosine diphosphate associated with ischemia and bleeding. J Am Coll Cardiol. 2013; 62(24): 2261-2273.

146. Takahashi M, Nagaretani H, Funahashi T et al. The expression of SPARC in adipose tissue and its increased plasma concentration in patients with coronary artery disease. Obes Res. 2001; 9: 388-393.

147. Tertov VV, Sobenin IA, Gabbasov ZA et al. Lipoprotein aggregation as an essential condition of intracellular lipid accumulation caused by modified low density lipoproteins. Biochemical and Biophysical Research Communications, 1989, 163(1), 489-494.

148. Tertov V V, Orekhov A N, Sobenin I A et al. Three types of naturally occurring modified lipoproteins induce intracellular lipid accumulation due to lipoprotein aggregation. Circulation Research, 1992, 71(1), 218-228.

149. Thon JN, Devine DV. Translation of glycoprotein IIIa in stored blood platelets. Transfusion. 2007; 47(12): 2260-2270.

150. Tintut Y, Alfonso Z, Saini T et al. Multilineage potential of cells from the artery wall. Circulation. 2003; 108: 2505-2510.

151. Tokunaga O, Fan JL, Watanabe T. Atherosclerosis - and age-related multinucleated variant endothelial cells in primary culture from human aorta. Am J Pathol. 1989; 135: 967-976.

152. Toor IS, Jaumdally R, Lip GY et al. Eosinophil count predicts mortality following percutaneous coronary intervention. Thromb Res. 2012; 130(4): 607-611.

153. Tull SP, Anderson SI, Hughan SC et al. Cellular Pathology of Atherosclerosis. Smooth Muscle Cells Promote Adhesion of Platelets to Cocultured Endothelial. Circ Res. 2006; 98(1): 98-104.

154. Van Der Giessen WJ, Van Beusekom HM. New drug-eluting stents with biodegradable polymers. Minerva Cardioangiol. 2011 Feb;59(1):31-38.

155. Virchow R. Cellular pathology: as based upon physiological and pathological histology. New York, Dover Publications, 1863; 404-408.

156. Virmani R, Guagliumi G, Farb A et al. Localized hypersensitivity and late coronary thrombosis secondary to a sirolimus-eluting stent: should we be cautious? Circulation. 2004; 109(6): 701-705.

157. Wang J, Wang S, Lu Y, Gown AM. GM-CSF and M-CSF expression is associated with macrophage proliferation in progressing and regressing rabbit atheromatous lesions. Exp Mo. Pathol. 1994; 61: 109-118.

158. Welt FG, Edelman ER, Simon DI, Rogers C. Neutrophil, not macrophage, infiltration precedes neointimal thickening in balloon-injured arteries. Arterioscler Thromb Vasc Biol. 2000 Dec; 20(12): 2553-2558.

159. Weiss HJ. Platelet physiology and abnormalities of platelet function. N Engl J Med. 1975; 293: 531-541, 580-588.

160. Weyrich AS, Schwertz H, Kraiss LW, Zimmerman GA. Protein synthesis by platelets: historical and new perspectives. J Thromb Haemost. 2009; 7(2): 241-246.

161. Wick G, Schett G, Amberger A et al. Is atherosclerosis an immunologically mediated disease? Immunology Today. 1995; 16: 27-33.

162. Wright H.P. Mitosis patterns in aortic endothelium. Atherosclerosis. 1972; 15: 93-100.

163. Wu Y, Wang HW, Ji SR, Sui SF. Two-dimensional crystallization of rabbit C-reactive protein monomeric subunits. Acta Crystallogr D Biol Crystallogr. 2003; 59(Pt 5): 922-926.

164. Wurster T, Stellos K, Haap M et al. Platelet expression of stromal-cell-derived factor-1 (SDF-1): an indicator for ACS? Int J Cardiol. 2013; 164(1): 111-115.

165. Zernecke A, Schober A, Bot I et al. SDF-1alpha/CXCR4 axis is instrumental in neointimal hyperplasia and recruitment of smooth muscle progenitor cells. Circ Res, 2005; 96(7): 784–791.

Приложение 1

Методы

При определении уровня ЭКБ кровь для исследования брали из локтевой вены пациентов утром натощак после двенадцатичасового голодания в две пробирки (S-Monovette ®, SARSTEDT): с активатором свертывания для получения сыворотки и с ЭДТА для получения плазмы. Образец крови в пробирке, предназначенный для получения сыворотки, после полуторачасовой инкубации при температуре 19°C, центрифугировали в течение 15 мин. при температуре 19°C при 1500g. Супернатант отбирали в отдельные пробирки и хранили при температуре -70°C. После размораживания уровень ЭКБ определяли иммуноферментным методом в соответствии с рекомендациями к набору «Immulite-1000 ECP» (Siemens Healthcare, Великобритания) на автоматическом хемилюминесцентном анализаторе Immulite-1000 (DPC-Siemens, США). Образец крови, стабилизированный ЭДТА, центрифугировали в течение 15 мин при температуре 4°C при 1500g. Плазму отбирали в отдельные пробирки и хранили при температуре -70°C. После размораживания готовили образцы для измерения коэффициента поглощения на медицинском анализаторе Униплан (ПИКОН, Россия) в соответствии с рекомендациями к набору «ECP ELISA Kit» (MBS, США), после чего проводили подсчет уровня ЭКБ.

При определении уровня эозинофильного нейротоксина кровь для исследования брали из локтевой вены пациентов утром натощак после двенадцатичасового голодания в пробирки с ЭДТА (S-Monovette®, SARSTEDT). После десятиминутной инкубации при температуре 19°C, центрифугировали в течение 10 минут при 1500 g при температуре 4°C, плазму отбирали в отдельные пробирки и хранили при температуре -70оC. После размораживания 50 мкл плазмы добавляли к 200 мкл раствора-разбавителя. Затем, следуя рекомендациям к набору «EDN ELISA Kit» (MBL, Япония), готовили образцы для измерения коэффициента поглощения на медицинском анализаторе Униплан (ПИКОН, Россия), после чего проводили подсчет уровня эозинофильного нейротоксина. Диапазон значений эозинофильного нейротоксина в плазме крови здоровых добровольцев, согласно рекомендациям к набору «EDN ELISA Kit» (MBL, Япония) составляет 18,1 (6,2-49,8) нг/мл.

Определение уровня С-реактивного белка высокочувствительным нефелометрическим методом проводили на автоматическом лазерном нефелометре BN-proSpec (Dade-Behring, Германия). Уровень IgE в плазме крови определяли иммуноферментным методом на автоматическом хемилюминесцентном анализаторе Immulite-1000 (DPC-Siemens, США).

Статистический анализ проведен с помощью программного пакета «STATISTICA 6». Все собранные в ходе исследования данные представлены в виде медианы, 25 и 75 процентилей. Для проверки статистических гипотез о виде распределения использовали W-тест Шапиро-Уилка (Shapiro-Wilk W test). Для сравнительного анализа данных, полученных в двух группах, использовали точный критерий Фишера (Fisher's exact test) и U-критерий Манна-Уитни (Mann-Whitney U test), в нескольких группах – критерий χ^2 (Chi-Square test) и критерий ANOVA по Краскелу-Уоллису (Kruskal-Wallis ANOVA by Ranks). Для проведения анализа множества повторных измерений в одной и той же группе применяли критерий Фридмана (Friedman ANOVA by Ranks), для парного сравнения повторных измерений – тест Уилкоксона (Wilcoxon Rank test). Различия считали статистически значимыми при $p < 0,05$.

Приложение 2

Пациенты

Изучение динамики изменения уровня ЭКБ в течение года после коронарного стентирования. Под наблюдением находились 85 больных ИБС обоего пола, подвергшихся в плановом порядке коронарному стентированию. Все пациенты были разбиты на 2 группы. В первую группу вошли 70 больных, которым были имплантированы стенты покрытые сиролимусом (Sypher, "Cordis", США) и эверолимусом (Promus, "Boston Scientific", США), во вторую группу –15 пациентов после эндоваскулярной реваскуляризации миокарда с помощью стентов без лекарственного покрытия. У пациентов обеих групп проведено сравнение клинической и ангиографической характеристик (количество пораженных магистральных артерий, окклюзий, бифуркационных стенозов, протяженных стенозов, артерий малого диаметра).

В исследование не включали пациентов с нестабильной стенокардией, в первые 2 месяца после перенесенного инфаркта миокарда, с острым нарушением мозгового кровообращения, операцией коронарного шунтирования в анамнезе, ангиопластикой по поводу рестеноза в анамнезе, снижением фракции выброса левого желудочка менее 40%, застойной сердечной недостаточностью, повышением уровня креатинина в крови более 150 мкмоль/л, системными заболеваниями (ревматизм, ревматоидный артрит и др.), клиническими и лабораторными признаками острого инфекционного заболевания, тяжелыми хроническими заболеваниями (онкологические, гематологические и др.) и увеличением количества эозинофилов в крови более 700 клеток в мкл (для исключения гиперэозинофилии, вызванной лекарственной аллергией, аллергической сенсибилизацией организма и др.).

У всех больных перед стентированием, на первый, третий и седьмой день, а также через 2, 6 и 12 месяцев после эндоваскулярной реваскуляризации миокарда были определены в крови уровни ЭКБ, IgE и высокочувствительного С-реактивного белка. Было проведено сопоставление уровня этих показателей в динамике среди пациентов, которым были имплантированы стенты с лекарственным покрытием, и у больных, которым были имплантированы стенты без лекарственного покрытия.

73

Таблица 1. Клиническая характеристика больных

Показатель	С лекарственным покрытием (n=70)	Без лекарственного покрытия (n=15)	p
Возраст, лет	57 (42–71)	62 (59–68)	0,96
Мужчины/женщины	50 (71%)/20(29%)	10 (67%)/5 (33%)	0,76
Стенокардия II ФК	27 (39%)	7 (47%)	0,57
Стенокардия III ФК	26 (37%)	5 (33%)	1,00
Стенокардия IV ФК	3 (4%)	0 (0%)	0,89
Инфаркт миокарда в анамнезе	14 (20%)	5 (33%)	0,31
Артериальная гипертония	44 (62%)	11 (73%)	0,56
Гиперлипидемия	45 (67%)	13 (87%)	0,13
Общий ХС, ммоль/л	4,34 (4,07-5,17)	4,71 (4,12-5,5)	0,69
ХС ЛНП, ммоль/л	3,18 (2,43-4,2)	3,03 (2,38-3,81)	0,52
Курение	24 (35%)	2 (13%)	0,13
Сахарный диабет	11 (17%)	0 (0%)	0,20
Поражение 1 МКА	30 (43%)	9 (60%)	0,26
Поражение 2 МКА	34 (49%)	6 (40%)	0,58
Поражение 3 МКА	6 (8%)	0 (0%)	0,58

Примечание. ФК – функциональный класс. МКА – магистральная коронарная артерия. Данные представлены в виде абсолютного числа пациентов (% от общего числа). Биохимические показатели крови представлены в виде медианы (25; 75 процентиль)

Таблица 2. Ангиографическая характеристика больных

Показатель	С лекарственным покрытием (n=70)	Без лекарственного покрытия (n=15)	p
Стентирование ПНА	28 (40%)	7 (47%)	0,77
Стентирование ОА	17 (24%)	2 (13%)	0,50
Стентирование ПКА	32 (46%)	6 (40%)	0,78
Бифуркационный стеноз	14 (20%)	0 (0%)	0,07
Окклюзии	6 (8%)	0 (0%)	0,58
Протяженность стеноза >20 мм	14(20%)	0 (0%)	0,07
Диаметр артерии ≤2,75 мм	7 (10%)	0 (0%)	0,34
Должный диаметр артерии, мм	2,81 (2,71–2,88)	2,83 (2,77 – 2,92)	0,67

Примечание. ПНА – передняя нисходящая артерия, ОА – огибающая артерия, ПКА – правая коронарная артерия. Данные представлены в виде абсолютного числа пациентов. Должный диаметр артерии представлен в виде медианы (25; 75 процентиль)

Конфликт интересов

Конфликты интересов или личные интересы, которые могут повлиять на объективность публикации отсутствуют.

Благодарности

Авторы выражают искреннюю благодарность Сабуровой О.С. и Имаевой А.Э. за активное участие в проведении экспериментов и помощь в подготовке материала к публикации.

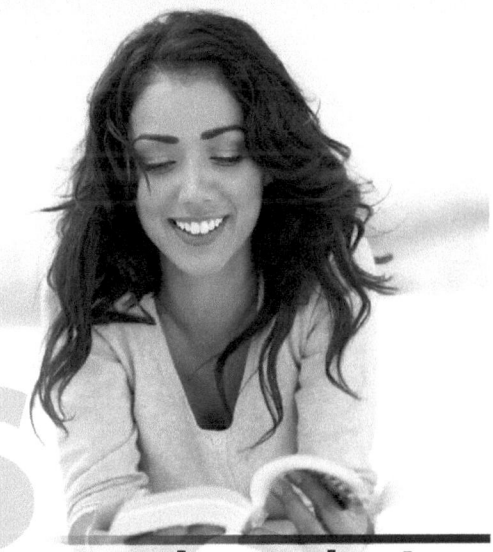

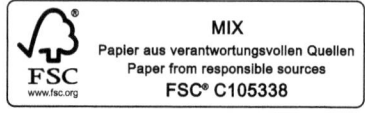

Printed by Books on Demand GmbH, Norderstedt / Germany